Vorwort zur 3. Auflage

Während die Häufigkeit kardiovaskulärer Erkrankungen eine gewisse Stagnation erlebt, unterliegt die COPD einem rasanten Zuwachs der Erkrankungszahlen. Als vermeidbare, aber letztlich nicht heilbare chronische Lungenerkrankung herrschte jahrelang eine diagnostische Unsicherheit und ein therapeutischer Nihilismus bezüglich der COPD vor.

Dies hat sich in den letzten Jahren erheblich verändert – zugunsten der betroffenen Patienten. In der sogenannten GOLD-Leitlinie (Global Initiative of Chronic Obstructive Lung Disease) und der Nationalen (deutschen) VersorgungsLeitlinie wurden Grundsätze zur Definition, Diagnostik, Therapie, Rehabilitation etc. veröffentlicht, die unser COPD XXS pocket zusammenfasst. Das Jahr 2013 lässt für die deutsche Pneumologie erstmals eine Abweichung ihrer Empfehlungen zu den neuesten GOLD-Leitlinien erwarten. Wir geben in unserem COPD XXS pocket die Möglichkeit eines Vergleichs der bisherigen deutschen Empfehlungen zu der GOLD-Leitlinie in Stadieneinteilung und Therapie.

Im bewährten Kitteltaschenformat legen wir neben der Abbildung der leitlinienkonformen Algorithmen und Tabellen wie immer den Wert auf eine ausführliche Medikamentenübersicht.

Ich hoffe, dass dieses Buch als praktisches Nachschlagewerk Ihren klinischen Alltag begleitet und Ihnen eine Hilfe bei der Versorgung Ihrer COPD-Patienten bieten kann.

Dr. Michael Jakob

München, im Oktober 2013

1 Allgemeines zur COPD 7

1.1 Definitionen, Epidemiologie 7
1.2 Ätiologie 8
1.3 Pathophysiologie 9

2 Leitsymptome, Untersuchung 10

2.1 Grundlegende Begriffe 10
2.2 Atmungsmuster 11
2.3 Brustkorb 11
2.4 Akzessorische Muskulatur 12
2.5 Zyanose 12
2.5.1 Zentrale Zyanose 12
2.5.2 Periphere Zyanose 12
2.6 Trommelschlegelfinger/ Uhrglasnägel 13
2.7 Periphere Ödeme 13
2.8 Jugularvenenstauung 13
2.9 Kapillärer Rückfluss 14
2.10 Schwitzen 14
2.11 Dyspnoe 14
2.12 Perkussion 15
2.13 Brustschmerz 16
2.13.1 Pleuraschmerzen 16
2.13.2 Brustschmerz anderer Ursache 16
2.14 Inspektion des Sputums 16
2.15 Auskultation 17
2.16 Husten 19
2.16.1 Differentialdiagnosen 19
2.16.2 Algorithmus zur Diagnostik des akuten Hustens 19
2.16.3 Algorithmus zur Diagnostik des chronischen Husten 20

3 Klinik und Befunde 21

3.1 Leitsymptome 21
3.2 Befunde 21

4 Diagnostik 23

4.1 Überblick 23
4.2 Diagnostikalgorithmen 24
4.2.1 COPD 24
4.2.2 Chronischer Husten 25
4.2.3 Akuter Husten 26
4.3 Körperliche Untersuchung 26
4.4 Spirometrie 26
4.4.1 Überblick 26
4.4.2 Lungenvolumina-, kapazitäten 28
4.4.3 Forcierte Ventilationsparameter 28
4.4.4 Fluss-Volumen-Kurven 31
4.4.5 Volumen-Zeit-Kurven 34
4.4.6 Interpretation 34
4.5 Bodyplethysmografie 35
4.5.1 Resistance (Atemwegswiderstand) 35
4.5.2 Intrathorakales Gasvolumen 36
4.5.3 Diffusionskapazität 36
4.6 Belastungsuntersuchungen: 6-Minuten-Gehtest 38
4.6.1 Überblick 38
4.6.2 Richtwerte 39
4.7 Arterieller Sauerstoffgehalt 39
4.7.1 Sauerstoffpartialdruck 39
4.7.2 Sauerstoffsättigung 40
4.7.3 Sauerstoffbindungskurve 40
4.7.4 Kohlendioxidpartialdruck 41
4.7.5 Arterieller Sauerstoffgehalt 41
4.7.6 Sauerstoffverbrauch 42
4.7.7 Sauerstoffangebot 42
4.7.8 Hypoxieursachen und -arten 42
4.7.9 Überblick Säuren-Basen-Status 43
4.8 α_1-Antitrypsinmangel-Screening 44
4.9 Bildgebende Verfahren 44

5 Differentialdiagnose 45

5.1 COPD vs. Asthma 45
5.2 Weitere Differentialdiagnosen zur COPD 46

6 Therapie im Überblick 48

6.1 Therapieziele 48
6.2 Medikamente im Überblick 48

7 Prävention 52

7.1 Tabakentwöhnung 52
7.2 Vermeidung anderer Expositionen 54
7.2.1 Berufliche Exposition 54
7.2.2 Luftverunreinigung im Innen- und Außenbereich 54
7.3 Schutzimpfungen, körperliche Aktivität, Rehabilitation 54

8 Therapie der stabilen COPD 55

8.1 Neue Überlegungen zur Schweregrad-einteilung und Therapie der COPD 55
8.2 Schweregrade nach GOLD 55
8.3 Stadieneinteilung nach Dt. Atemwegsliga 57
8.4 MMRC-Dyspnoe-Skala 58
8.5 COPD-Assessment-Test (CAT) 58
8.6 Medikamentöse Therapie nach GOLD 59
8.7 Therapie entsprechend NVL/ Dt. Atemwegsliga 60
8.8 Ergänzende medikamentöse Therapieansätze 61
8.9 Langzeitsauerstofftherapie (LTOT) 62
8.9.1 Definition, Indikation, Ziele 62
8.9.2 Algorithmus in Ruhe 64
8.9.3 Algorithmus bei Belastung 65
8.9.4 Verlaufskontrollen 65
8.9.5 Sauerstoffbedingte Hypoventilation 66
8.10 Intermittierende nichtinvasive Beatmung (NIV) 66
8.10.1 NIV bei chron. respir. Insuffizienz 66
8.10.2 Indikationen NIV 67
8.10.3 Therapieziele NIV 67
8.10.4 NIV Therapiealgorithmus 68
8.11 Nichtmedikamentöse Behandlung 69
8.12 Chirurgische und interventionelle Maßnahmen 71
8.12.1 Algorithmus zur chirurgischen Vorgehensweise 71
8.12.2 Bullektomie 72
8.12.3 Lungenvolumenreduktion 72
8.12.4 Lungentransplantation 73

9 Exazerbation 74

9.1 Definition, Ursachen, Bedeutung 74
9.2 Diagnostik und Beurteilung des Schweregrads 74
9.3 Algorithmen zum Management 77
9.3.1 Generelles Vorgehen bei Exazerbation 77
9.3.2 Fokus infektexazerbierte Exazerbation 78
9.4 Ambulante Behandlung 79
9.5 Stationäre Behandlung 79
9.5.1 Indikationen 79
9.5.2 Therapiealgorithmus 80
9.6 Antibiotikatherapie bei AECOPD 83
9.6.1 Leichtgradige AECOPD, COPD Stadium III/IV 83
9.6.2 Mittelschwere und schwere AECOPD 83
9.6.3 AECOPD mit Risikofaktoren für P. aeruginosa-Infektion 84
9.7 Beatmung 84
9.7.1 NIV 84
9.7.2 Invasive Beatmung 86
9.8 Entlassungskriterien, Wiedervorstellung 87
9.8.1 Entlassungskriterien nach durchgemachter Exazerbation 87

10 Rehabilitation 89

10.1 Überblick 89
10.2 Algorithmus 90
10.3 Therapieziele 91

Inhalt

11 Komplikationen 93

11.1 **Bronchiektasien** 93
11.1.1 Definition 93
11.1.2 Klassifizierung 93
11.1.3 Ätiologie 93
11.1.4 Pathophysiologie 93
11.1.5 Klinische Manifestation 94
11.1.6 Komplikationen 94
11.1.7 Diagnose 94
11.1.8 **Therapie** 94
11.2 **Cor pulmonale** 95
11.2.1 Beschreibung 95
11.2.2 Klinische Symptome 95
11.2.3 Diagnose 95
11.2.4 Therapie 96
11.2.5 Prognose 96

12 Prognose 97

12.1 **BODE-Index** 97

13 Medikamente 98

13.1 **Sekreto- und Mukolytika** 98
13.2 **Bronchodilatatoren** 99
13.3 **Antitussiva** 104
13.4 **Glukokortikoide** 105
13.4.1 Inhalative Glukokortikoide 105
13.4.2 Systemische Glukokortikoide 106
13.5 **Rauchentwöhnungsmittel** 109
13.6 **Keimempfindlichkeit: Keime – Antibiotika** 110
13.7 **Penicilline** 111
13.8 **Beta-Lactamase-Inhibitoren** 113
13.9 **Cephalosporine** 115
13.10 **Monobactame** 118
13.11 **Cycline** 119
13.12 **Makrolide, Ketolide** 120
13.13 **Lincosamide** 121
13.14 **Aminoglykoside** 122
13.15 **Chinolone (Gyrasehemmer)** 123
13.16 **Folsäureantagonisten** 125
13.17 **Nitroimidazole** 126
13.18 **Nitrofurane** 126
13.19 **Carbapeneme** 126
13.20 **Glykopeptide** 128
13.21 **Lipopeptide** 129
13.22 **Oxazolidinone** 129
13.23 **Antimykotika zur topischen Anwendung** 130

14 Anhang 131

14.1 **Abkürzungsverzeichnis** 131
14.2 **Gleichungen** 135
14.3 **Umrechnungen** 137

1 Allgemeines zur COPD

1.1 Definitionen, Epidemiologie

Definition COPD

Progredient verlaufende nicht vollständig reversible Atemwegsobstruktion mit v.a. reduziertem Exspirationsfluss auf dem Boden einer abnormen Entzündungsreaktion durch inhalative Partikel/Gase.

Ausprägungsformen: chronisch obstruktive Bronchitis und/oder Emphysem, meist kombiniert.

Epidemiologie

- Vierthäufigste Todesursache weltweit.
- **Prävalenz** chronische Bronchitis in Deutschland: 10–15%
- **Jährliche Kosten** pro COPD-Patient in Deutschland: > 3000 Euro (Krankenhauskosten, Medikamente, Frührente etc.).

Chronisch obstruktive Bronchitis

- Chronisch produktiver Husten an den meisten Tagen der Woche über mind. 3 Monate eines Jahres in 2 aufeinanderfolgenden Jahren.
- Hyperplasie der schleimproduzierenden Drüsen + Instabilität der Atemwege ⇒ exzessive Produktion eines zähen Bronchialsekrets ⇒ Verengung der Luftwege ⇒ Einschränkung de s Atemflusses

Lungenemphysem

- Histologisch: irreversible Erweiterung der Atemwege distal der terminalen Bronchiolen mit Zerstörung der alveolären Wände/des Lungenparenchyms ⇒ herabgesetzte Elastizität
- Obstruktion verursacht durch ↓ Elastizität ("elastic recoil") = vorzeitiger exspiratorischer Verschluss der Luftwege (normal: elastischer Faserzug des Lungengewebes hält die Luftwege während der Exspiration offen)
- Patienten mit reinem Emphysem, nicht kompliziert durch eine chronische Bronchitis, zeigen eine irreversible Obstruktion der Luftwege.

Vogelmeier, C et al.: Leitlinie der Deutschen Atemwegsliga und der Deutschen Gesellschaft für Pneumologie und Beatmungsmedizin zur Diagnostik und Therapie von Patienten mit chronisch obstruktiver Bronchitis und Lungenemphysem (COPD). Pneumologie 2007; 61:e1-e40, https://www.thieme-connect.com/ejournals/abstract/10.1055/s-2007-959200

1.2 Ätiologie

Exogene Faktoren

Rauchen

90% der COPD-Patienten sind Raucher, aber nur ~ 20–50% der Raucher entwickeln eine COPD ⇒ vermutlich zusätzlich relevant: individuelle pathophysiolog. Faktoren (genetische Disposition, unterschiedliche Infektresistenz?)

- Zigarettenrauch, Zigarrenrauch, Pfeifenrauch
- Passive Rauchexposition (bis zu 55%ige Steigerung des COPD-Risikos durch Passivrauch)

Schadstoffe, Chemikalien

- Schadstoff- bzw. dauerhafte Chemikalienexposition (u.a. berufsbedingte Stäube)
- Chronisch rezidivierende bronchopulmonale Infekte, v.a. in der Kindheit
- Innenraumbelastung durch Verbrennung in schlecht belüfteten Räumen (v.a. in Entwicklungsländern)

Luftverschmutzung (untergeordnete Rolle)

- Feinstäube
- Andere inhalative Substanzen

Endogene Faktoren

- Genetische Faktoren (hereditärer α1-Antitrypsinmangel*), genauere Angaben zum hereditären α1-Antitrypsinmangel siehe unten
- Verzögerte Lungenreife in der Gestation
- Bronchiale Hyperreagibilität (unabhängig von Asthma bronchiale)

Hereditärer α1-Antitrypsinmangel

- Selten (~ 1% der Emphysem-Patienten)
- Frühzeitige Entwicklung eines Lungenemphysems (ca. 35 Jahre)
- Gehäuft Infekte/chronische Bronchitis und Bronchiektasen
- Nur 15% der Patienten werden identifiziert (viele Patienten werden als normale Emphysem-Patienten behandelt)
- Antitrypsin ⇒ Inaktivierung körpereigener Proteasen in der Lunge. Mangel an α_1-Antitrypsin ⇒ Ungleichgewicht zwischen Proteasen und Antiproteasen.
- **Schwere Formen:**
  - Entwicklung einer Leberzirrhose möglich!
  - α_1-AT bei Serumspiegeln < 35% vom Soll oder < 50 mg/dl: sehr hohes Risiko, ein Emphysem zu entwickeln.

Anmerkung: Nicht alle Patienten mit einem α_1-Antitrypsinmangel entwickeln ein Lungenemphysem; dies gilt ganz besonders bei Vermeidung exogener Noxen (z.B. Zigarettenrauchen)!

* Weitere Genexpressionen in Diskussion

Andreas S et al.: Tabakentwöhnung bei COPD. Pneumologie 2008; 62: 255-272.
Vogelmeier et al. Alpha-1-Antitrypsinmangel: Update. Pneumologie 2009; 63 718-725

1.3 Pathophysiologie

Obstruktive Bronchiolitis + Lungenparenchymdestruktion (Emphysem) ⇒ **limitierter Atemfluss**

Hypersekretion, Entzündungsreaktionen

- Rauchen, Infektionen ⇒ mukoziliäre Insuffizienz ⇒ Zerstörung Flimmerepithel ⇒ ↓ mukoziliäre Clearance ⇒ idealer Nährboden für Infektionen und Schleimpfropfen
- ↑ Anzahl muköser Drüsen und Becherzellen sowie Hypertrophie der Schleimdrüsen ⇒ Hypersekretion ⇒ Obstruktion ↑ ⇒ V/Q-Missverhältnis und Hypoxämie
- Entzündung (Schleimhautödem) und chronischer Husten

Emphysem

Entzündungsprozesse + Reizung durch Atemwegsnoxen (Zigarettenrauch) ⇒ zelluläre Reaktionen mit Produktion aggressiver Faktoren (Elastasen, Kollagenasen) ⇒ Parenchymdestruktion mit Abbau der Alveolarwände ⇒ Herabsetzung der Retraktionsfähigkeit der Lunge ⇒ unvollständige exspiratorische Entleerung

V/Q = Ventilation/Perfusion

Global Initiative for Chronic Obstructive Lung Disease 2013. http://www.goldcopd.org
Vogelmeier, C et al.: Leitlinie der Deutschen Atemwegsliga und der Deutschen Gesellschaft für Pneumologie und Beatmungsmedizin zur Diagnostik und Therapie von Patienten mit chronisch obstruktiver Bronchitis und Lungenemphysem (COPD). Pneumologie 2007; 61:e1-e40, https://www.thieme-connect.com/ejournals/abstract/10.1055/s-2007-959200

2 Leitsymptome, Untersuchung

2.1 Grundlegende Begriffe

Temperatur (T)	
Normal	**37 °C**; Toleranzbereich: 36,5–37,5 °C; Tagesschwankungen = 0,5 °C
Hyper-thermie	> 38 °C: Infektion, Fieber, körperliche Anstrengung; ↓ T = ↑ Metabolismus = ↑ Sauerstoffverbrauch (VO_2) und Kohlendioxidanfall (VCO_2) (1 °C ↑ = ↑ VO_2 von ~ 10%)
Hypothermie	< 37 °C: Kälte, Traumatisierung des Hypothalamus

Herzfrequenz (HF)	
Normal-frequenz	Erwachsene: **60–100 Schläge/min**; Kinder: 80–120 Schläge/min; Säuglinge: 120–60 Schläge/min
Tachykardie	> 100 Schläge/min; Ursachen: Hypoxämie, Angstzustände, Schmerzen, Fieber, Hypotension, Anstrengung, Nebenwirkung von Medikamenten
Bradykardie	< 60 Schläge/min; Ursachen: Hypothermie, strukturelle Herzerkrankung, Medikamente; auch bei Sportlern

Blutdruck (RR)	
Normal	Erwachsene: **120/80 mmHg**; Kinder: 100/65 mmHg; Säuglinge: 55/38 mmHg
Hypertonie (Erwachsene)	> 140/90 mmHg; Ursachen: Vasokonstriktion, Stress, familiär, Na^+ ↑, ↑ Risiko bei Adipositas, sekundäre arterielle Hypertonie
Hypotonie (Erwachsene)	< 90/60 mmHg; Ursachen: Schock, Hypovolämie, Kardiomyopathien

Atemfrequenz (f)	
Normal	Erwachsene: **12–20/min**; Kinder: 20–30/min; Säuglinge: 30–60/min
Tachypnoe	> normal; Ursachen: Hypoxie, Angstzustände, Fieber, Schmerzen, RR ↓, restriktive Lungenerkrankungen
Bradypnoe	< normal; Ursachen: Hypothermie, Kopfverletzungen, Medikamenten-/Drogenmissbrauch, Überdosierung von z.B. Opiaten, Sedativa, Schädelhirntrauma, intrakranieller Druck ↑, Schlaf

2.2 Atmungsmuster

Begriff	Charakteristika/einige Ursachen
Ruheatmung	Normale physiologische Atmung; bei Erwachsenen: 12–20 Atemzüge/min
Hyperpnoe	Tiefe Atmung (↑ V_T) mit normaler Frequenz: Hypoxie, Fieber, Angstzustände
Hypopnoe	Flache Atmung (↓ V_T) mit normaler Frequenz: Hypothermie, Schlaf, Sedierung
Hyper-ventilation	↑ V_E und V_A neben ↑ Frequenz und/oder Hyperpnoe: Hypoxämie, Hypotonie, Lungenerkrankungen, Kopfverletzungen
Hypo-ventilation	↓ V_A verursacht durch ↓ Frequenz und/oder Hypopnoe, Sedierung, neuromuskuläre Erkrankungen, Hypothyreoidismus
Apnoe	Atemstillstand: Schlafapnoe, Hirnverletzungen, Zerebralparese
Cheyne-Stokes-Atmung	Starker rhythmischer Wechsel der Atemtiefe und -frequenz (↑ ↓) sowie Apnoephasen von > 10 sec: dekompensierte Herzinsuffizienz, Nierenversagen, nach Apoplex (u.a. Merkmal einer zentralen Schlafapnoe wenn > 10 Apnoen/h)
Biot-Atmung	Unregelmäßige Atmung mit Atempausen, „Schnappatmung" als Maximum, bei ↑ intrakraniellem Druck, Dysfunktion des Hirnstamms
Kussmaul-Atmung	Hyperpnoe und Tachypnoe: metabolische Azidose (diabetische Ketoazidose), Nierenversagen
Seufzer-Atmung	Periodische Atmung mit initial tiefen Atemzügen und Atempausen; bei Obesitas-Hypoventilations-Syndrom oder Schlafapnoe-Syndrom

2.3 Brustkorb

Der normale Brustkorb ist in seiner seitlichen Ausdehnung breiter als im a-p-Durchmesser. Beim Erwachsenen beträgt das Verhältnis von a-p zum seitlichen Durchmesser ~ 1 : 2.

Deformierungen des Brustkorbs	
Fassthorax	a-p-Durchmesser ~ 1 : 1; assoziiert mit chronisch obstruktiven Erkrankungen (Lungenemphysem)
Trichterbrust (Pectus excavatum)	Nach dorsal eingesunkenes Sternum

Hühnerbrust (Pectus carinatum)	Nach ventral vorgewölbtes Sternum
Kyphose	„Glöckner"-Erscheinung; zurückzuführen auf eine übermäßige Beugung der BWS (z.B. bei Keilwirbeln bei Osteoporose)
Skoliose	Seitliche Wirbelsäulenverkrümmung
Kyphoskoliose	Kyphose und Skoliose = thorakale Verziehung mit unphysiologischer Überlastung der Atemmuskulatur

2.4 Akzessorische Muskulatur

In fortgeschrittenen Stadien chronisch obstruktiver Erkrankungen werden oft Atemhilfsmuskeln eingesetzt, um das Zwerchfell bei der Inspiration zu unterstützen. Hier sind die Mm. scaleni, der M. sternocleidomastoideus, pectoralis major und trapezius zu nennen; akzessorische Exspirationsmuskeln (Abdominal- und Interkostalmuskulatur) werden von Patienten mit schwerer COPD zur Entlüftung der Lungen eingesetzt.

2.5 Zyanose

- Bläuliche Gewebeverfärbung (Haut, Lippen, Ohrläppchen, Nagelbett) bei desoxygeniertem (ungesättigtem) Hämoglobin (> 5 g/dl) im Blut
- Unspezifisches klinisches Zeichen (besonders bei Patienten mit Polyglobulie/ Polyzythämie)
- Kein präzises Maß für den Grad der Oxygenierung des Blutes; tritt nicht zwangsläufig mit einer Hypoxämie in Erscheinung, kann auch ohne diese vorhanden sein:
  (1) Anämische Patienten können Hypoxiezeichen aufweisen, müssen aber nicht zyanotisch sein. Beispiel: Wenn anämische Patienten ein Hb von 6 g aufweisen, ergibt eine 50%ige Sättigung eine Rate von 3 g desoxygeniertem Hb.
  (2) Polyzythämie-Patienten können zyanotisch, müssen aber nicht hypoxämisch sein, da sie trotz geringer O_2-Sättigung einen normalen O_2-Gehalt im Blut (CaO_2) haben können.

2.5.1 Zentrale Zyanose

Verminderte Sauerstoffsättigung des arteriellen Blutes mit Zyanose von Haut und Zunge/Mundschleimhaut; Ursachen: pulmonal verminderte Oxygenierung, kardiale Beimischung von venösem zu arteriellem Blut bei Rechts-Links-Shunt.

2.5.2 Periphere Zyanose

Vermehrte Sauerstoffausschöpfung in den Kapillaren der Peripherie mit Zyanose der Akren (ohne Zunge/Mundschleimhaut); Ursachen: reduzierter Blutfluss und/oder Vasokonstriktion bei Herzinsuffizienz, Schock, Kälte, lokaler Durchblutungsstörung.

2.6 Trommelschlegelfinger/Uhrglasnägel

Charakteristika

Asymptomatische Verdickung der Finger; der Winkel zwischen Haut und Fingernagel ist < 160°. Trommelschlegelfinger weisen einen Winkel von > 180° auf. Meist gleichzeitig mit „Uhrglasnägeln", die sich durch eine konvexe Wölbung der Fingernägel (wie das Uhrglas einer Taschenuhr) auszeichnen.

Ätiologie

Unbekannt; zumindest teilweise auf eine chronische Hypoxämie zurückzuführen. Ursachen: Lungenfibrose, COPD, Bronchialkarzinom, angeborene zyanotische Herzvitien und Sarkoidose ⇒ chronische Unter- bzw. Minderversorgung des Gewebes mit Sauerstoff.

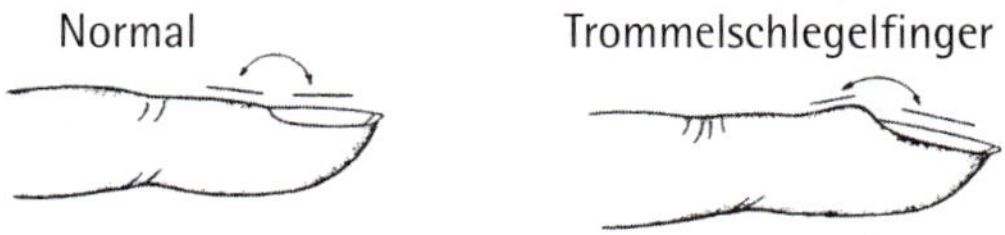

Abb. 1: Trommelschlegelfinger

2.7 Periphere Ödeme

Aufreten v.a. an Fußgelenken und Füßen; zurückzuführen auf kapilläre Lecks, erhöhten hydrostatischen Druck und erniedrigten onkotischen Druck, oft in Verbindung mit dekompensierter Herzinsuffizienz bei Rechtsherzbelastung.

2.8 Jugularvenenstauung

Eine Stauung der Vena jugularis externa liegt vor, wenn diese beim Aufrichten des Patienten aus liegender Position in einer 30- bis 45-gradigen Kopfhochlagerung oberhalb des Schlüsselbeins (> 3cm oberhalb des Angulus sterni) sichtbar wird. Vorkommen bei Patienten mit Rechtsherzinsuffizienz (Cor pulmonale), Perikarderguss, Überwässerung sowie hohen Beatmungsdrücken während mechanischer Beatmung.

2.9 Kapillärer Rückfluss

Nach Abdrücken des Nagelbetts (ca. 5 sec) sollte die ursprüngliche Rosafärbung nach < 3 sec wieder sichtbar sein; falls längere Rekapillarisierung ⇒ z.B. erniedrigtes Herzzeitvolumen (CO).

2.10 Schwitzen

Starkes Schwitzen:
- Entfiebern
- Pathologisch mit kühler Haut bei Schock- und Hypoxämiepatienten, Myokardinfarkt

2.11 Dyspnoe

Wird vom Patienten als „Kurzatmigkeit" wahrgenommen.
- Folge von etlichen pulmonalen und extrapulmonalen Störungen, die die Atemarbeit steigern
- Pathogenese von Dyspnoe vielfältig. Nicht nur Hypoxämie (via Chemorezeptoren) erzeugt Dyspnoe, sondern v.a Atemarbeit (u.a. via Dehnungsrezeptoren)
- Schwere Dyspnoe: in Ruhe oder nach einer Gehstrecke von wenigen Metern
- Borg-Skala oder MMRC-Dypnoe-Skala (→ S. 58)

Modifizierte Borg-Dyspnoe-Skala*		
0	Überhaupt keine Dyspnoe	
0,5	Gerade wahrnehmbare Dyspnoe (sehr, sehr geringe Ausprägung)	
1	Sehr leichte Dyspnoe	
2	Leichte Dyspnoe	
3	Wahrnehmbare Dyspnoe	
4	Deutlich wahrnehmbare Dyspnoe	
5	Starke Dyspnoe	
6		
7	Sehr starke Dyspnoe	
8		
9	Äußerst starke Dyspnoe	
10	Dyspnoe maximal	

*Erklären Sie Ihrem Patienten, dass die Zahlenwerte 1–10 die Stärke der Dyspnoe angeben und fragen Sie ihn, wie stark er die Atemnot zum jetzigen Zeitpunkt einschätzt.

Orthopnoe
Schwere Dyspnoe im Liegen; kann nur in aufrechter Haltung und unter Inanspruchnahme der Atemhilfsmuskulatur kompensiert werden; kann auf dekompensierte Herzinsuffizienz und/oder obstruktive Lungenerkrankung hindeuten

Platypnoe
Dyspnoe in aufrechter Sitzposition; Hinweis auf Rechts-Links-Shunt vorwiegend bei Vitien oder einem hepatopulmonalen Syndrom

Paroxysmale nächtliche Dyspnoe
Im Schlaf plötzlich auftretende Attacke von Kurzatmigkeit und Orthopnoe; ⇒ Hinweis auf dekompensierte Herzinsuffizienz

Differentialdiagnose der Dyspnoe	
Lungen	• Luftwege: Asthma, COPD, Tumorstenosen, Infektionen • Parenchymal: Infektionen, interstitielle Erkrankungen, Lungenödem • Pleural: Pleuraerguss, Pneumothorax • Pulmonale Gefäßerkrankungen: Lungenembolie, pulmonale Hypertonie • Verlegung der oberen Luftwege: Epiglottitis,, Pseudokrupp, Fremdkörper, Trachealstenosen
Kardiovaskulär	Dekompensierte Herzinsuffizienz, KHK, akuter Myokardinfarkt, Arrhythmien, Anämien
Brustwand/neuromuskuläre Faktoren	Wirbel- und Rippendeformierungen (z.B. Kyphoskoliose), Myasthenien, Muskeldystrophien, Amyotrophe Lateralsklerose (ALS)
Psychogene Faktoren	Panikattacken, Hyperventilation, Angstzustände, Schmerzen
Gesteigerter Atemantrieb	• Hypoxämie: COPD, Pneumonien, Pleuraerguss, Anämien • Hyperkapnie: COPD, Kyphoskoliose • Metabolische Azidose: Nierenversagen • Schwangerschaft
Abdomen	Aszites, Schwangerschaft, Adipositas

2.12 Perkussion

Sonorer Klopfschall
Normaler pulmonaler Klopfschall ⇒ sonorer, tiefer Klang

Hypersonorer Klopfschall
Vermehrter Klopfschall mit ↑ Luft im Thorax: Überblähung der Lungen (Asthma, COPD, Lungenemphysem, Pneumothorax)

Klopfschall-Dämpfung
Gedämpfter Ton, wie ein dumpfer Schlag über mit wenig Luft gefülltem Gewebe
- Normal: Leber, Herz
- Gedämpfte bzw. erloschene Resonanz über luftleerem Gewebe (Muskel, Knochen): Pneumonie, Atelektasen, Tumoren, Ergüsse, dichte Infiltrate

Tympanitisch
Musikalischer Charakter (Trommelklang) über mit Luft gefülltem Gewebe
- Normal: Magen
- Anormal: z.B. Zyste unter Spannung

2.13 Brustschmerz

2.13.1 Pleuraschmerzen

Plötzlich einsetzend; stechender, lokalisierter Schmerz; ↑ unter Inspiration, Husten und/oder Lachen, ↓ Atmung ⇒ Dyspnoe
Mögliche Ursachen: Pleuritis, Pneumonie, Pleuraerguss, Pneumothorax, Lungenembolie, Tuberkulose

2.13.2 Brustschmerz anderer Ursache

Gewöhnlich konstant, möglicherweise ausstrahlend

Ursachen: Myokardinfarkt, Ösophagitis, Verletzung oder Entzündung der Brustwand (Muskeln, Knochen oder Knorpel)

Pulmonal	Pleuritis, Pneumonie, Bronchitis, Trauma, Bronchialkarzinom, Pneumothorax, Lungenembolie, Lungeninfarkt (pathophysiologisches Korrelat dieser Ursachen ist Mitbeteiligung der Pleura)
Kardial	Myokardinfarkt, Angina pectoris, Arrhythmie, dissezierendes Aortenaneurysma, Perikarditis
Thorakal	Trauma, muskuläre Spasmen, Brusttraumen, Rippenfrakturen, Rippenknorpelentzündung, interkostale Myositis
Andere	Ösophagitis, gastrointestinale Tumoren, Pankreatitis, Brustverletzungen, psychogene Ursachen, Panikattacken

2.14 Inspektion des Sputums

Mukös: weißlich/klar, glasig; Asthma, COPD, virale Pneumonie
Schleimig/eitrig: gelblich/mukös; chronische Bronchitis, akute bakterielle Infektionen (↑ Leukozyten)
Eitrig: gelblich oder grünlich (Foetor ex ore); Bronchiektasen, Lungenabszess, Pneumonie
Bräunlich: altes Blut; Pneumonie, chronische Herzinsuffizienz

Rötlich (blutig): Bronchiektasen, Tuberkulose (Tbc), Bronchialkarzinom, Lungeninfarkt
Rosafarben, schaumig: Lungenödem
Hämoptysen = Abhusten von blutig tingiertem Sputum oder geringen Mengen Blutes aus dem Tracheobronchialsystem
Hämoptoe = Bluthusten (Blut aus Tracheobronchialsystem), Menge > 100 ml akut
Hämatemesis = Bluterbrechen (Blut aus oberem GI-Trakt; dunkel, kaffeesatzfarben)

2.15 Auskultation

Normale Atemgeräusche		
Trachealatmen	Lautes rauschendes Atemgeräusch über Trachea/großen Luftwegen	Bei Vorkommen in der Peripherie ⇒ Gewebeverdichtung
Bronchialatmen	Lautes, höherfrequentes Atemgeräusch nahe den großen Luftwegen	Wenn in Peripherie vorhanden ⇒ Gewebeverdichtung oder über Pleuraerguss
Vesikuläratmen	Spindelförmiges, höherfrequentes Atemgeräusch über der Peripherie, Normalbefund	Wenn ↓ ⇒ ↓ lokale Ventilation (Pleuraerguss, Pneumothorax?)
Pathologische Atemgeräusche		
Knistern	Wie Platzen von Mais bei der Popkornzubereitung ⇒ „popping sound"	Atelektasen, dekompensierte Herzinsuffizienz/Lungenödem, Fibrose, Pneumonie
Sklerosiphonie	Feines, v. a. inspirator. Knistern	Lungenfibrose
Rasseln	Rasselnder, brodelnder Klang durch die Luftstrombewegung in den flüssigkeitsgefüllten, großen Luftwegen	Chronische Bronchitis, Pneumonie, Lungenödem
Pfeifend, giemend, brummend	Pfeifender, giemender Klangcharakter; durch Luftbewegung in verengten Atemwegen/Schwingungen der Bronchialwände bei Instabilität oder Obstruktion	Asthma, COPD, v.a. in der Exspirationsphase

Pathologische Atemgeräusche		
Stridor	Rein inspiratorisches (häufiger) oder rein exspiratorisches (seltener) Pfeifen auf einer festen Tonhöhe, hochfrequent	Inspiratorisch bei extrathorakalen Stenosen (z.B. Tracheomalazie, Larynxtumoren); exspiratorisch bei intrathorakalen Stenosen (z.B. distaler Trachealtumor)
Pleurales Reiben	Reibendes Geräusch durch Pleuraentzündung mit Reibung der Pleurablätter	Pleuritis, Tbc, Pneumonie
↑ Atemgeräusch	Gewebeverdichtung ⇒ Fibrose, Pneumonie, Atelektasen	
↓ Atemgeräusch	↓ Luftstrom (Schleim, Obstruktion), ↑ Masse (Brustwandverdickung durch Muskeln/Fett), Pleuraerguss, Überblähung (Asthma, COPD)	

Charakteristische Merkmale häufiger respiratorischer Störungen					
Symptom	**Pleurale Flüssigkeitsansammlung, z.B. Pleuraerguss**	**Gewebeverdichtung, z.B. Pneumonie**	**Obstruktion der Luftwege**	**Pneumothorax**	**Lungenkollaps, z.B. Atelektase**
Perkussion	Dämpfung	Dämpfung	Widerhallend, resonant	Hypersonor	Dämpfung
Atemexkursion	↓ auf der betroffenen Seite	↓ auf der betroffenen Seite	Symmetrische Reduktion	↓ auf der betroffenen Seite	↓ auf der betroffenen Seite
Atemgeräusch	↓ oder fehlend, möglicherweise bronchial	Bronchial, rasselnd, brodelnd	↓ pfeifend, verlängerte Exspiration	↓ oder fehlend	↓ oder fehlend
Stimmfremitus	↓ oder fehlend	Verstärkt	Normal bei Bronchitis, ↓ Emphysem	↓ bis fehlend	↓ bis fehlend

2.16 Husten

2.16.1 Differentialdiagnosen

Bronchial/pulmonal
Chronische Bronchitis, Pneumonie, Infektionen der tiefen Atemwege, Tuberkulose, Asthma, Lungenabszess, Bronchiektasen, Bronchialkarzinom, Lungenembolie, Laryngitis, Postnasal-Drip-Syndrom, chronische Sinusitis, Reizstoffinhalation, bronchiale Hyperreagibilität, Fremdkörperaspiration u.a.

Andere
Dekompensierte Herzinsuffizienz, Mitralstenose, gastroösophagealer Reflux, ösophagobronchiale Fistel, medikamentös (z.B. ACE-Hemmer), psychogen

2.16.2 Algorithmus zur Diagnostik des akuten Hustens

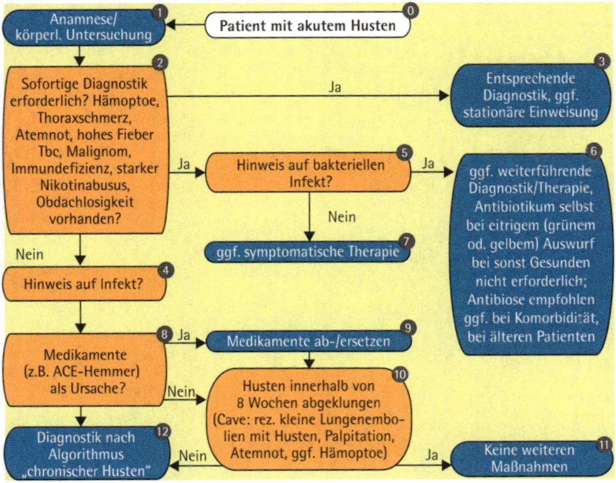

Ziffern 1–12 = Reihenfolge des Vorgehens
Modifiziert nach Kardos et al.: Leitlinie der Dt. Gesellschaft für Pneumologie, Pneumologie 2010; 64:336–373

2.16.3 Algorithmus zur Diagnostik des chronischen Husten → S. 25

LITERATURHINWEISE

Des Jardins, T; Burton, G: Clinical Manifestations and Assessment of Respiratory Disease, 5th ed., Elsevier, 2006
Czervinske, MP; Barnhart, SL: Perinatal and Pediatric Respiratory Care, 2nd ed., Saunders, Elsevier Science, 2003
Hess, DR et al.: Respiratory Care: Principles and Practice, WB Saunders, 2002
Wilkins, R et al.: Egan's Fundamentals of Respiratory Care, 8th ed., Elsevier Science Limited, 2003
Kardos, P et al.: Leitlinie der Deutschen Gesellschaft für Pneumologie zur Diagnostik und Therapie von Patienten mit akutem und chronischem Husten; Pneumologie 2010; 64:336-373
Fauci, AS et al.: Harrison's Principles of Internal Medicine, 17th ed., McGraw-Hill, 2008

3 Klinik und Befunde

3.1 Leitsymptome

- Atemnot bei Belastung
- Husten
- Vermehrte Sputumproduktion

⇒ wiederkehrende Episoden einer Verschlechterung (Exazerbationen)

3.2 Befunde

Diagnose	Chronisch obstruktive Bronchitis; „Blue Bloater"	Emphysem; „Pink Puffer"
Typischer Habitus	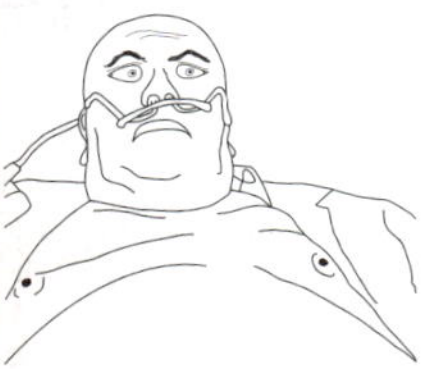	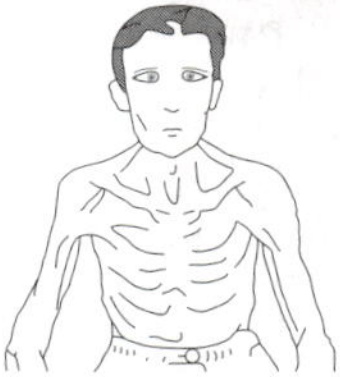
Alter	> 40 Jahre; meist 6. Lebensdekade	> 40 Jahre; meist nach 6. Lebensdekade
Rauchen	Häufig	Häufig
Husten	Ausgeprägt, produktiv	Selten
Dyspnoe	Leicht, variabel	Stark, progressiv
Sputum	Viel, eitrig	Wenig
Infektionen	Häufig, rezidivierend	Selten
Brustform	Normaler Durchmesser, bei Exazerbation Einsatz der Atemhilfsmuskeln	Erweiterter Sagittaldurchmesser, Fassthorax, hypertrophe Atemhilfsmuskulatur
Rö-Thorax	Verbreiterte Hili, Kardiomegalie bei Cor pulmonale	Überblähung, tiefstehende Zwerchfelle, schmale Herzsilhouette
Konstitution	Übergewichtig, gedrungen	Kachektisch

Atemgeräusche	Giemen, Rasseln, Brummen	„Silent chest", verlängertes Exspirium
Blutgase **PaO_2** **$PaCO_2$** **pH**	Respirat. Globalinsuffizienz Mäßig ↓ ↑ Kompensierte resp. Azidose	Respirat. Partialinsuffizienz Deutlich ↓ Normal bis ↓ Normal bis ↑ (bei Hyperventilation)
Zyanose	Ausgeprägt	Kaum vorhanden
Cor pulmonale	Oft, Rechtsherzinsuffizienzzeichen	Selten
Hämatokrit	> 50–55 (Polyglobulie)	35–45 (normal)
Lungenvolumen	ITGV, RV, TLC ↑, VC ↓ (gering)	ITGV, RV, TLC ↑, VC ↓
Exspirat. Flow	FEV_1, FEV_1/VC ↓	FEV_1 ↓, FEV_1/FVC ↓
Compliance	Normal	↑
T_LCO	Normal	Bei verminderter alveolokapillärer Austauschfläche ↓
Beide Typen sind Maximalausprägungen, die meisten Patienten haben Mischformen. Besseres Langzeitüberleben des Typus „Blue Bloater" durch verminderte Atemarbeit bei konsekutiver Entwicklung einer Hyperkapnie.		
T_LCO = Kohlenmonoxid-Diffusionskapazität; FEV_1 = forciertes exspiratorisches Sekundenvolumen; ITGV = intrathorakales Gasvolumen; $PaCO_2$ = arterieller Kohlendioxidpartialdruck; PaO_2 = arterieller Sauerstoffpartialdruck; pH = pH-Wert; RV = Residualvolumen; TLC = totale Lungenkapazität; VC = Vitalkapazität		

4 Diagnostik

4.1 Überblick

V.a. COPD bei jedem Patienten mit folgenden Symptomen:

- **Chronischer Husten** (erstes Symptom!)
- **Chronische Schleimsekretion** bzw. Auswurf
- **Persistierende, progressive Dyspnoe/Belastungsdyspnoe**
- **Risikofaktoren**
  - Zigarettenrauch
  - Berufsbedingte Exposition gegenüber Stäuben, Dämpfen, chemischen Noxen und/oder Rauch aus industriellen Verbrennungsprozessen

Diagnosebestätigung

Spirometrie

Ggf. ergänzend

- Bodyplethysmografie
- Reversibilitätstestung
- Diffusionskapazität
- Arterielle Blutgasanalyse (ABGA)

Wichtig

COPD ist eine Systemerkrankung! Anamnese häufiger Komorbiditäten!

Häufige Komorbiditäten

- Koronare Herzkrankheit (KHK)
- Diabetes
- Depression
- Osteoporose
- Alkohol-/Medikamentenabusus
- Malignome (v.a. Bronchialkarzinom)
- Mangelernährung

4.2 Diagnostikalgorithmen

4.2.1 COPD

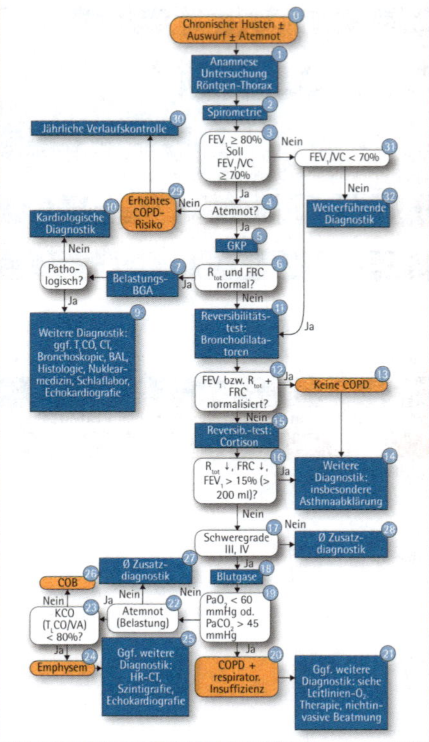

GKP = Ganzkörperplethysmografie, R_{tot} = Gesamtatemwegswiderstand, FRC = funktionelle Residualkapazität, T_LCO = CO-Diffusionskapazität, VA = alveoläres Volumen, KCO = CO-Transferkoeffizient, COB = chronisch obstruktive Bronchitis

Vogelmeier C et al.: Leitlinie der Deutschen Atemwegsliga und der Deutschen Gesellschaft für Pneumologie und Beatmungsmedizin zur Diagnostik und Therapie von Patienten mit chronisch obstruktiver Bronchitis und Lungenemphysem (COPD). Pneumologie 2007; 61:e1-e40. https://www.thieme-connect.com/ejournals/abstract/10.1055/s-2007-959200

4.2.2 Chronischer Husten

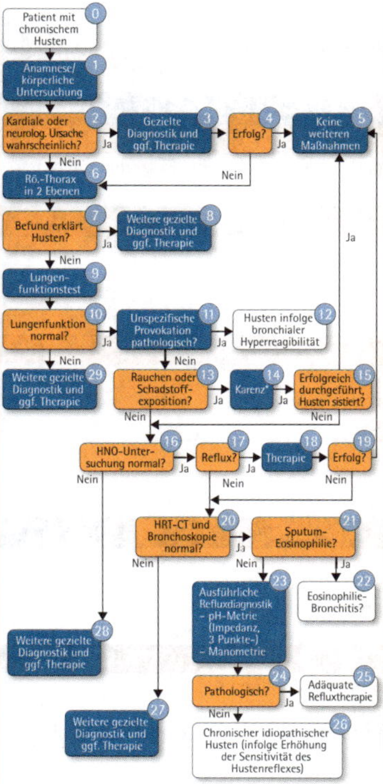

* Bei Änderung des Schweregrades und/ oder der Charakteristik des Hustens bei einem starken Raucher sollte bei klinischem Verdacht auf Lungenkarzinom eine Bronchoskopie durchgeführt werden

Kardos P et al., Leitlinie der Deutschen Gesellschaft für Pneumologie und Beatmungsmedizin zur Diagnostik und Therapie von erwachsenen Patienten mit akutem und chronischem Husten. Pneumologie 2010; 64:336–373. https://www.thieme-connect.com/ejournals/abstract/10.1055/s-0029-1244083

4.2.3 Akuter Husten → S. 19

4.3 Körperliche Untersuchung

Untergeordnete Rolle in Primärdiagnostik (klinische Zeichen der Atemflusslimitierung meist erst bei deutlicher Lungenfunktionsverschlechterung)

Typische Untersuchungsbefunde
Auskultation
• Giemen, Rasseln, Brummen, verlängertes Exspirium (v.a. bei Exazerbationen) • Abgeschwächtes Atemgeräusch (Emphysem)
Lungenemphysem
• Abgeschwächtes Atemgeräusch • Hypersonorer Klopfschall • Fassthorax • Endstadium: pulmonale Kachexie
Fortgeschrittene COPD
• Zentrale Zyanose • Rechtsherzinsuffizienzzeichen (Beinödeme, Anasarka) • Evtl. Vigilanzminderung (pO_2 ↓, pCO_2 ↑)

4.4 Spirometrie

4.4.1 Überblick

Spirometrie indiziert bei folgenden Symptomen:
• Chronischer Husten • Chronische Sputumproduktion • Anamnestisch bekannte Risikofaktoren • Auch bei fehlender Dyspnoe
Bei COPD zu erwartende Ergebnisse
• FEV_1/FVC-Quotient < 70% (am sensitivsten, Stadium I) • FEV_1 < 80% des Sollwerts (bereits Stadium II) • Nicht komplett reversible Luftstromlimitierung nach Gabe eines Bronchodilatators

Bodyplethysmographie

- Nicht zwingend erforderlich zur Primärdiagnose.
- Bestimmung von Atemwegswiderstand (R_{tot}) und intrathorakalem Gasvolumen (ITGV) sinnvoll bei:
  - Diskrepanz zwischen Dyspnoeempfinden und FEV_1-Einschränkung
  - Forcierte Atemmanöver mitarbeitsbedingt unmöglich

Hilfreiche Untersuchungen Stadium II (mäßige COPD)

Bronchodilatator-Reversibilitätstest

Zum Ausschluss eines Asthma bronchiale (bei COPD kaum Reversibilität).

- Nach Durchführung einer Ausgangsspirometrie Verabreichung eines inhalativen Beta2-Agonisten und nach 15 min Wiederholung der Messung
- ↑ FVC und/oder FEV_1 um ≥ 15% und ≥ 200 ml = Reversibilität der Obstruktion ⇒ vereinbar mit Asthma bronchiale

Glukokortikosteroid-Reversibilitätstest

Über einen Versuchszeitraum von 4–6 Wochen werden inhalative Glukokortikosteroide verabreicht, um diejenigen Patienten zu finden, bei denen gleichzeitig ein Asthma bronchiale vorliegt. Eine weitere inhalative Glukokortikoidtherapie kann dann vorteilhaft sein; FEV_1 ↑ um ≥ 200 ml und 12% = Glukokortikoidreversibilität.

4.4.2 Lungenvolumina-, kapazitäten

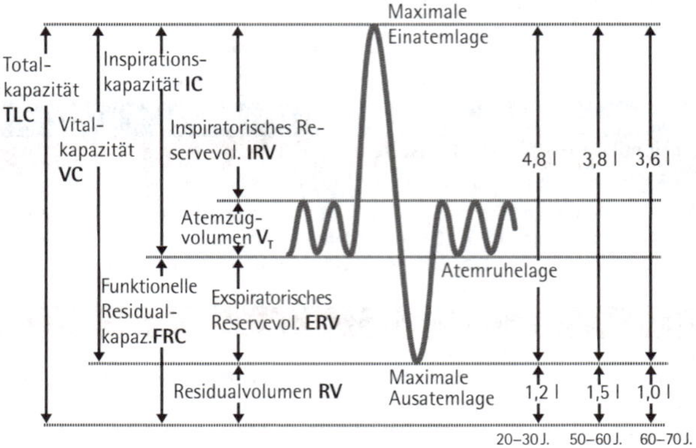

4.4.3 Forcierte Ventilationsparameter

FEV_1 = Forciertes exspiratorisches Volumen in 1 Sekunde, Einsekundenkapazität

Definition

- Volumen, das innerhalb der ersten Sekunde der FVC ausgeatmet wird
- Oft ausgedrückt in Prozent der FVC (FEV_1/FVC-Quotient oder Tiffeneau-Index).
- Jährlicher FEV_1-Abfall:
  - Nichtraucher: Frauen ~ 18 ml/Jahr, Männer ~ 20 ml/Jahr
  - Raucher: Frauen ~ 24 ml/Jahr, Männer ~ 38 ml/Jahr

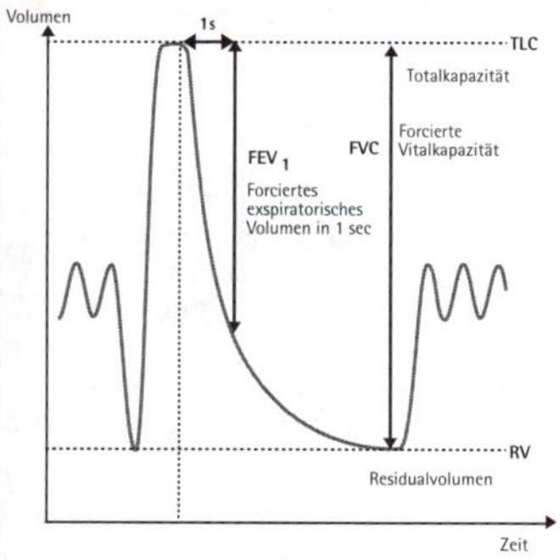

Befunde	
Normal	≥ 80% bzw. bis zu ≥ 70% bei älteren Patienten*
Obstruktion	• ↓ FEV_1, ↓ FEV_1/FVC • **Leicht:** 70–80% des Sollwerts der FEV_1 • **Mäßig:** 60–69% des Sollwerts der FEV_1 • **Mittelschwer:** < 40% des Sollwerts der FEV_1 • **Schwer:** FEV_1 35–40% des Sollwerts der FEV_1 • **Sehr schwer:** FEV_1 < 35% des Sollwerts der FEV_1
Restriktion	↓ FEV_1, normal/↑ FEV_1/FVC

* Die Normalwerte beziehen sich auf junge, gesunde Personen zwischen 20 und 30 Jahren. Die Graduierung einer Obstruktion anhand der FEV_1 ist nicht mit der GOLD-Klassifizierung zu verwechseln.

FEV_1 = forciertes exspiratorisches Sekundenvolumen; FVC = forcierte Vitalkapazität

Criee et al.: Empfehlungen der Deutschen Atemwegsliga zur Spirometrie; Dustri-Verlag Dr. Karl Feistle 2006

FVC = Forcierte Vitalkapazität

Definition

Maximales Gasvolumen, das nach maximaler Inspiration so stark und so schnell wie möglich ausgeatmet werden kann; weitere wichtige Messgrößen im Zusammenhang mit der FVC sind: FEV_1, $MEF_{25-75\%}$ und PEF.

Befunde

- Normale Ausatmung 4–6 sec*
- COPD-Patienten können ≥ 8–15 sec für die Ausatmung (F)VC benötigen
- ↓ FVC sowohl bei obstruktiven wie auch bei restriktiven Erkrankungen

Beachte:
Die inspiratorisch gewonnene Vitalkapazität (IVC), die nach einer maximalen Ausatmung durch anschließende langsame maximale Einatmung gemessen wird, sollte ≥ der FVC sein, da es bei der Messung der FVC auch beim Gesunden (mehr noch beim COPD-Patienten) zu einem Bronchialkollaps kommen kann ("trapped air"). IVC ≥ FVC = Gütekriterium der Mitarbeit!

* Die Normalwerte beziehen sich auf junge, gesunde Personen zwischen 20 und 30 Jahren.

FEV_1 = forciertes exspiratorisches Sekundenvolumen; FVC = forcierte Vitalkapazität; MEF = maximaler exspiratorischer Fluss; IVC = inspiratorisch gewonnene Vitalkapazität; PEF = "Peak expiratory flow"; VC = Vitalkapazität

MEF25–75% = Maximaler expiratorischer Atemfluss zwischen 25 und 75% des FVC

Definition

- Durchschnittlicher Fluss im mittleren Abschnitt der FVC
- Erlaubt Aussagen über den Zustand der kleinen bis mittleren Luftwege
- Sehr variabler Test.

Befunde

Normal	3,5–5 l/sec (210–300 l/min)*
↓ $MEF_{25-75\%}$	Möglicher Hinweis auf frühes Stadium einer Erkrankung der kleinen Luftwege

* Die Normalwerte beziehen sich auf junge, gesunde Personen zwischen 20 und 30 Jahren.

PEF= Peak expiratory flow (exspiratorischer Spitzenfluss)

Definition

- Maximale Atemstromstärke bei forcierter Exspiration
- Gewöhnlich gemessen mit tragbaren Peak-Flow-Metern im Rahmen der zirkadianen Selbstüberwachung von Asthmapatienten. Die „Peak-Flow"-Messung hat bei COPD nur eine untergeordnete Bedeutung.

Befunde	
Normal*	• **Männer:** 500–600 l/min (8–10 l/sec) • **Frauen:** 350–450 l/min (6–8 l/sec)
↓ **PEF**	Obstruktion, Restriktion oder ältere Menschen

* Die Normalwerte beziehen sich auf junge, gesunde Personen zwischen 20 und 30 Jahren.

4.4.4 Fluss-Volumen-Kurven

- Die FVC wird dargestellt als Fluss-Volumen-Spirogramm, oftmals auch als „Fluss-Volumen-Schleife" bezeichnet. Der forcierten exspiratorischen Vitalkapazität (FEVC) folgt die Messung der forcierten inspiratorischen Vitalkapazität (FIVC).
- Fluss-Volumen-Kurven sind hilfreich bei der Diagnostik, da bestimmte Erkrankungen charakteristische Bilder ergeben.
- Die **„V-gegen-t"-Kurve** ist eine diagnostische Alternative der spirometrischen Darstellungsmöglichkeiten → S. 34

Normale F-V-Kurve

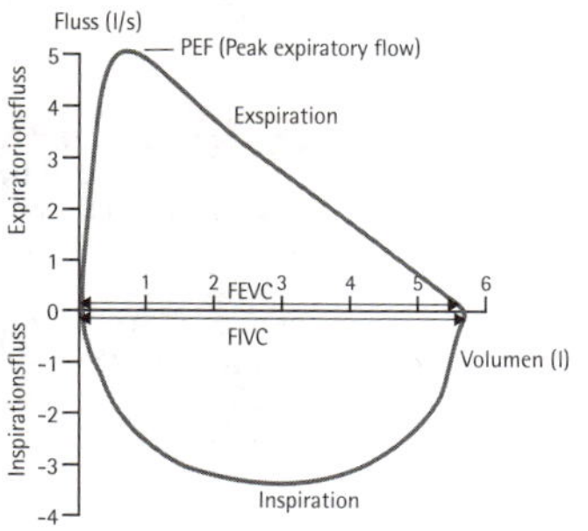

FEVC = forcierte exspiratorische Vitalkapazität; FIVC = forcierte inspiratorische Vitalkapazität; PEF = peak expiratory flow; TLC = totale Lungenkapazität

Obstruktion

Milde Obstruktion

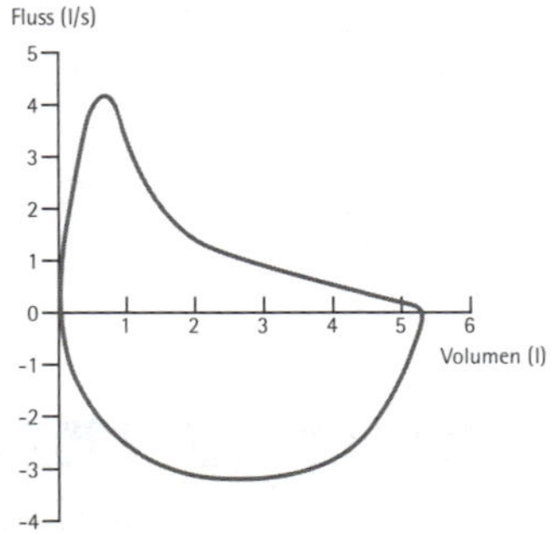

Eine **leicht obstruktive F-V-Kurve** ist oft in Verbindung mit Asthma/mäßiger COPD zu sehen.

Schwere Obstruktion

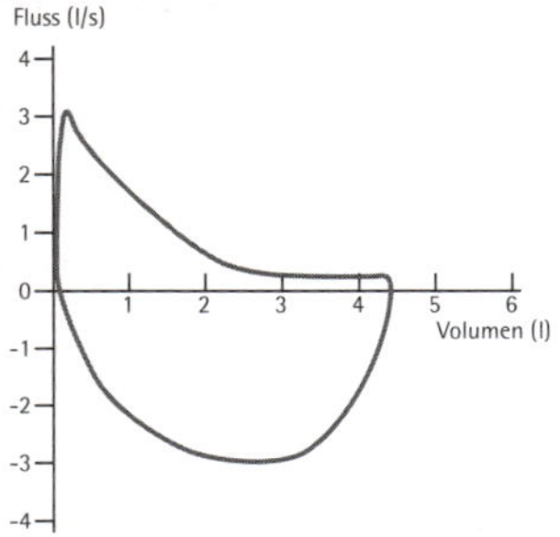

Eine **schwer obstruktive F-V-Kurve** ist durch verminderten Fluss mit sehr konkavförmiger inspiratorischer Schleife und vergrößerter Expiration charakterisiert.

Schwere Obstruktion mit Lungenemphysem

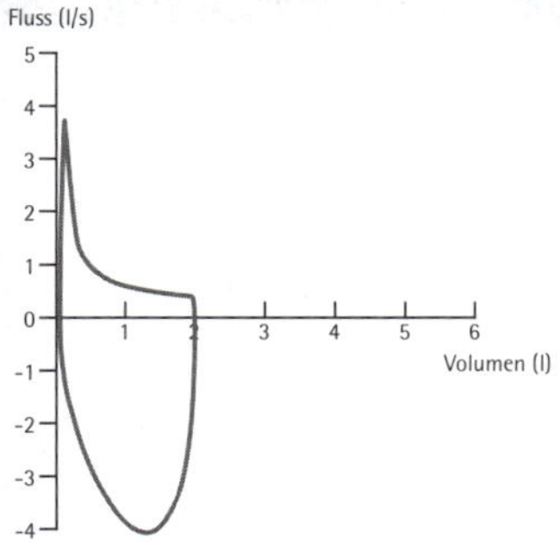

Eine **schwer obstruktive F-V-Kurve bei Lungenemphysem** ist durch den Abbruch des Exspirationsflusses nach Peak Flow durch den Bronchialkollaps und die erniedrigte FVC durch eine starke Überblähung gekennzeichnet.

F-V-Kurve = Fluss-Volumen-Kurve

Restriktion

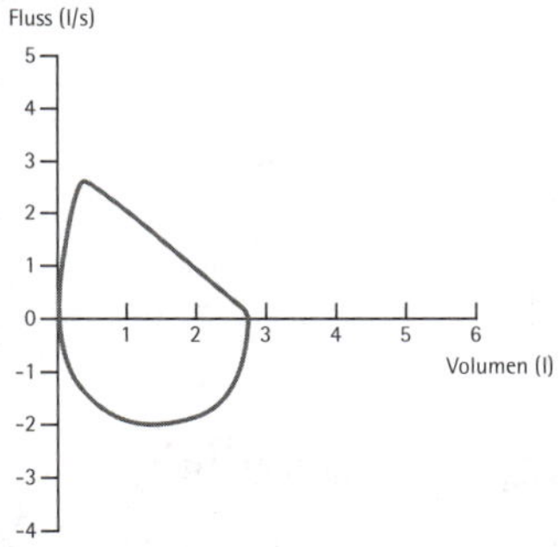

- Eine **restriktive F-V-Kurve** zeigt eine normale, aber kleinere Form, was auf ein vermindertes Lungenvolumen zurückzuführen ist.
- Restriktive Lungenerkrankungen sind charakterisiert durch ↓ FEV_1 und FVC und normalem oder ↑ FEV_1/FVC-Quotienten.

F-V-Kurve = Fluss-Volumen-Kurve; FEV_1 = forciertes exspiratorisches Sekundenvolumen; FVC = forcierte Vitalkapazität

4.4.5 Volumen-Zeit-Kurven

Vergleich von normaler, obstruktiver und restriktiver Volumen-Zeit-Kurve

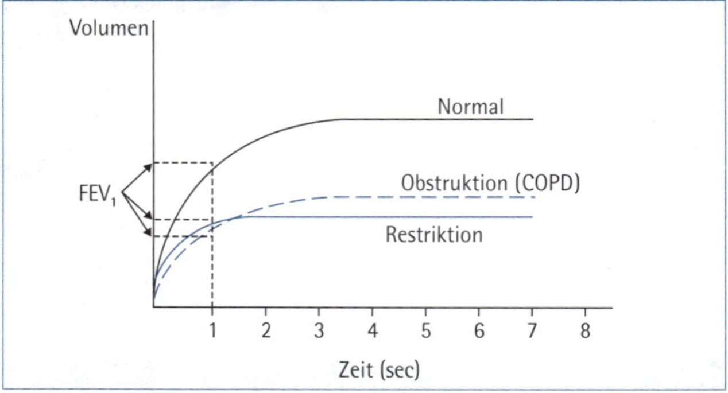

4.4.6 Interpretation

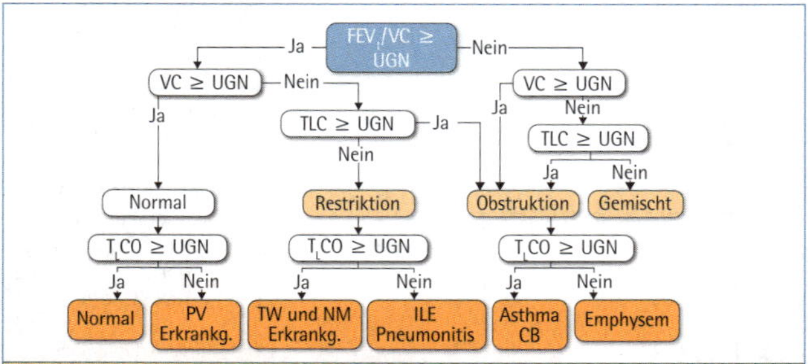

CB = chron. obstruktive Bronchitis; FEV_1 = forciertes exspirator. Sekundenvolumen; ILE = interstit. Lungenerkrankung; NM = neuromuskulär; PV = pulmonal-vaskulär; TLC = tot. Lungenkapazität; T_LCO = Kohlenmonoxid-Diffusionskapazität; TW = Thoraxwand; UGN = untere Grenze des Normalbereichs; VC = Vitalkapazität

Modifiziert nach Pellegrino et al.: Interpretative strategies for lung function tests. Europ. Respiratory Journal, 2005, Vol. 26, 5.

4.5 Bodyplethysmografie

Zur Bestimmung des Atemwegswiderstands (Resistance, R_{tot}), des intrathorakalen Gasvolumens (ITGV) und damit Berechnung weiterer Volumina, wie z.B. Residualvolumen (RV), totale Lungenkapazität (TLC); diese Parameter können durch die Spirometrie nicht bestimmt werden.

4.5.1 Resistance (Atemwegswiderstand)

Definition

Strömungswiderstand durch Reibung der einfließenden Luft und Gewebswiderstände

Normalwert

< 0,3 kPa x s/l

Totaler Atemwegswiderstand (R_{tot})

- Wird üblicherweise angegeben
- Wird bodyplethysmografisch bestimmt
- Entspricht dem Quotienten aus Alveolardruckänderung und Atemfluss
- Je flacher die „Atemschleife" (Kurve s.u.) umso höher der Atemwegswiderstand

Spezifischer Atemwegswiderstand (sR_{tot})

- Bezieht zusätzlich das intrathorakale Gasvolumen nach normaler Ausatmung mit ein
- Vermeidet eine Unterschätzung des Atemwegswiderstands bei überblähter Lunge (Emphysem)

Rothe, Th.: Lungenfunktion. 3. Aufl. 2000, Jungjohann Verlag.

Normal

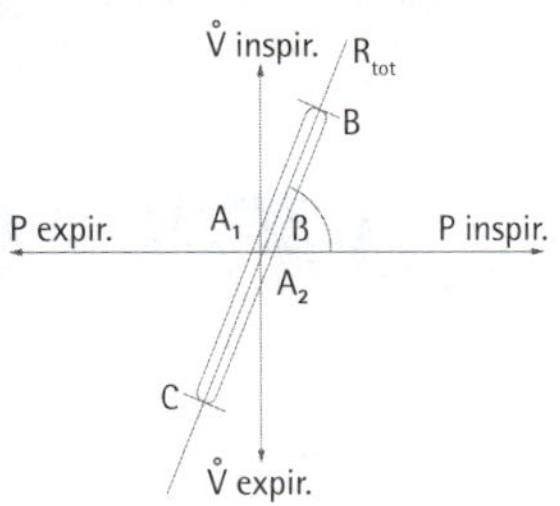

Obstruktion

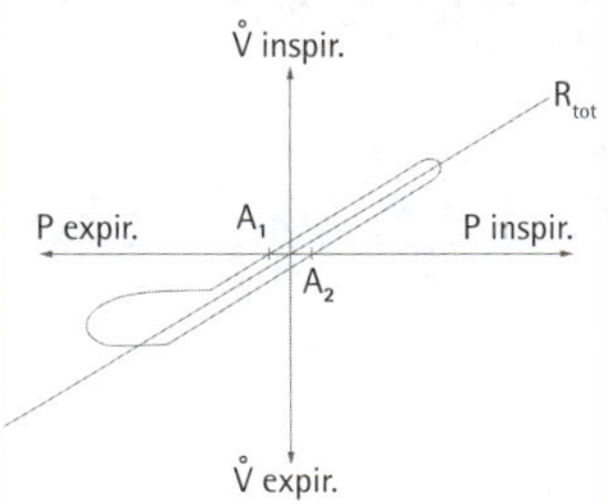

expir. = exspiratorisch; inspir. = inspiratorisch; P = Druck; R_{tot} = Gesamtatemwegswiderstand; V = Volumen

Criee C et al.: Empfehlungen zur Ganzkörperplethysmographie; Dustri-Verlag Dr. Karl Feistle 2009

4.5.2 Intrathorakales Gasvolumen

- Endexspiratorisch erfolgt bei normalem Atemmanöver der Verschluss des Atemventils in der geschlossenen Kammer.
- Der Patient führt die Atembewegung (Inspirationsversuch) durch, wodurch es zu alveolären Druckschwankungen kommt ⇒ bei bekanntem Kammervolumen Berechnung des ITGV möglich
- Je flacher die Kurve, umso höher das ITGV
- Residualvolumen (RV) und totale Lungenkapazität (TLC) können daraus berechnet werden.
- Entspricht physiologisch gesehen der funktionellen Residualkapazität (FRC), die definitionsgemäß mit Heliumdilution (→ S. 36) bestimmt wird.

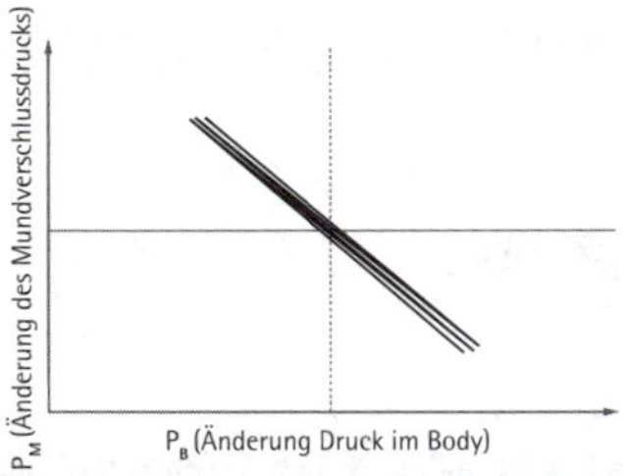

ITGV = intrathorakales Gasvolumen

Modifiziert nach Wanger et al.: Standardisation of the measurement of lung volumes. Eur Respir J 2005; 26:511-522.

4.5.3 Diffusionskapazität

Beschreibung
Gutes Maß für den alveolokapillären Gasaustausch unter Ruhebedingungen (z.B. bei Emphysem).
T_LCO (auch als „Transferfaktor" bezeichnet) ist ein Maß für das Gasaustauschvermögen zwischen ventiliertem Alveolarraum und dem Hämoglobin der Erythrozyten. Dieser ist neben der Diffusion auch abhängig von Ventilation und Perfusion.

Gesamtmaß für

- Alveoläre Diffusionsstrecke
- Durchlässigkeit der alveolokapillären Membran
- Anzahl und Beschaffenheit der Erythrozyten

Technik

- Der Patient atmet maximal bis zum Residualvolumen (RV) aus und inhaliert anschließend eine Gasmixtur aus 0,3% Kohlenmonoxid, 10% He, 21% O_2 und den Rest N_2 bis zur Vitalkapazität (VC), danach hält er die Luft für 10 sec an.
- Der Patient atmet aus, wobei eine Probe des alveolären Gasgemisches nach seinem CO- und He-Gehalt analysiert wird.
- Differenz des CO zwischen Inspirations- und Exspirationsluft ist Maß für den CO-Transfer und damit indirekt für die Sauerstoffdiffusion
- Durch Bestimmung von Helium in der Inspirations- und Exspirationsluft ist die direkte Messung des Residualvolumens (RV), der funktionellen Residualkapazität (FRC) und der alveolären Ventilation (VA) in einem Atemzug möglich.

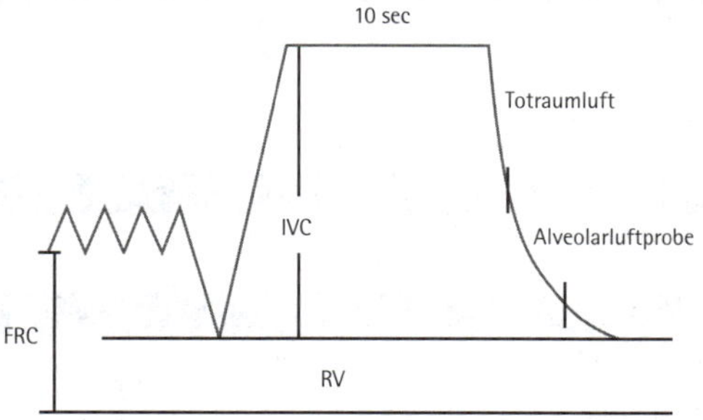

FRC = funktionelle Residualkapazität; IVC = inspiratorisch gewonnene Vitalkapazität; RV = Residualvolumen

Modifiziert nach Rothe, Th.: Lungenfunktion. 3. Aufl. 2000, Jungjohann Verlag.

Normalwert

~ 12 mmol/min/kPa; Ergebnisse ± 20% des Sollwerts gelten noch als normal.

Indikationen
Diagnostik und Verlaufskontrolle parenchymaler Lungenerkrankungen
• Idiopathische pulmonale Fibrose (IPF) • Kryptogen organisierende Pneumonie (COP) • Exogen allergische Alveolitis • Mit Staub assoziierte Erkrankungen wie Asbestose
Wichtiger funktioneller Parameter bei
• Lungenemphysem • Differentialdiagnostik von chronischen Bronchitiden, Lungenemphysem und Asthma bei Patienten mit obstruktiver Symptomatik

4.6 Belastungsuntersuchungen: 6-Minuten-Gehtest

4.6.1 Überblick

Sinn und Zweck

- Standardisierte Erfassung der normalen körperlichen Belastbarkeit im Alltag (wie weit kann der Patient innerhalb von 6 min gehen?)
- Hilfreich zur Evaluation von Therapie-, Rehabilitations- und Trainingsmaßnahmen, v.a. bei Patienten mit chronischen Lungen-, Herzerkrankungen
- Ein Parameter im Bode-Index zur Prognoseeinschätzung einer COPD (→ S. 97)

Ausrüstung

- Ruhiger Korridor/Gang von 30–50 m Länge, 6 min Zeit
- 1 Hilfsperson zur Erfassung von Zeit und Gehstrecke

Durchführung

- Patient läuft den Korridor in voller Länge für 6 min hin und her:
  - So schnell wie möglich gehen (nicht laufen oder rennen)
  - Pausen (auch sitzen) sind erlaubt
  - Verbale Motivation durch Hilfsperson, ohne den Patienten zu begleiten
- Gemessen wird die Strecke in Metern, die der Patient dabei zurücklegt
- Zusätzliche Parameter können erfasst werden:
  - Sauerstoffsättigung vor und nach Belastung
  - Herzfrequenz
  - Borg-Skala

Interpretation
• Vergleich mit alters- bzw. erkrankungsgerechten Normwerten (s. u.) • Vergleich mit eigenen Vorwerten des Tests (**Cave:** bei Wiederholung tritt ein Lerneffekt ein, der zur Verbesserung des Ergebnisses um 10–30% führen kann)

4.6.2 Richtwerte

Charakteristika	Gesund		Charakteristika	COPD		
Alter (Jahre)	40	80	**FEV_1 % Soll**	> 50	30–50	< 30
6-min-Gehtest (m)	450–600	250–400	**6-min-Gehtest** (m)	200–300	150–250	100–200
Lerneffekt (m)	0–40	0–40	**Lerneffekt** (m)	30–90	25–75	20–60

Sollwertberechnung nach Enright und Sherrill
Frauen
(2,11 x Größe [cm]) - (2,29 x Gewicht [kg]) -(5,78 x Alter [J]) + 667
Männer
(7,57 x Größe [cm]) - (1,76 x Gewicht [kg]) - (5,02 x Alter [J]) - 309
FEV_1 = forciertes exspiratorisches Sekundenvolumen; J = Jahr(e)
Modifiziert nach Hien P et al.: 6-Minuten-Gehtest in der pneumologischen und kardiologischen Diagnostik. Pneumologie 2002; 56(9):558–566. *Meyer F.J. et al.: Belastungsuntersuchungen in der Pneumologie. Pneumologie 2013; 67:16-34.*

4.7 Arterieller Sauerstoffgehalt

4.7.1 Sauerstoffpartialdruck

Arterieller Sauerstoffpartialdruck, PaO_2	
• Physikalisch gelöster O_2-Anteil (O_2-Partialdruck im Plasma). • Sensitivster Parameter für den alveolären Gasaustausch	
Normwerte	
Abhängig von Alter, der inspiratorischen Sauerstoffkonzentration, dem Barometerdruck, dem arteriellen CO_2-Partialdruck ($PaCO_2$) und dem respiratorischen Quotienten.	
Neugeborene	40-70 mmHg
60 Jahre	> 80 mmHg

70 Jahre	> 70 mmHg
80 Jahre	> 60 mmHg
90 Jahre	> 50 mmHg

4.7.2 Sauerstoffsättigung

Arterielle Sauerstoffsättigung, SaO_2

- Maß für die prozentuale Sättigung des Hämoglobins mit Sauerstoff
- Entscheidender Faktor für den Sauerstoffgehalt des Blutes (CaO_2) bei normalem Hb und damit für das Sauerstoffangebot (DO_2) an der Zelle
- Steht in enger Beziehung zum PaO_2 (→ S. 40)
- **Normal:** 95–98% (chronische Hypoxämie [z.B. COPD]: 85–90%).

Beachte: Das Hb gibt nur ~ 25% des O_2 ans Gewebe ab (venöse Sauerstoffsättigung SvO_2 von 75% und venöser Sauerstoffpartialdruck PvO_2 von 40 mmHg) ⇒ dient als O_2-Reserve während körperlicher Beanspruchung.

4.7.3 Sauerstoffbindungskurve

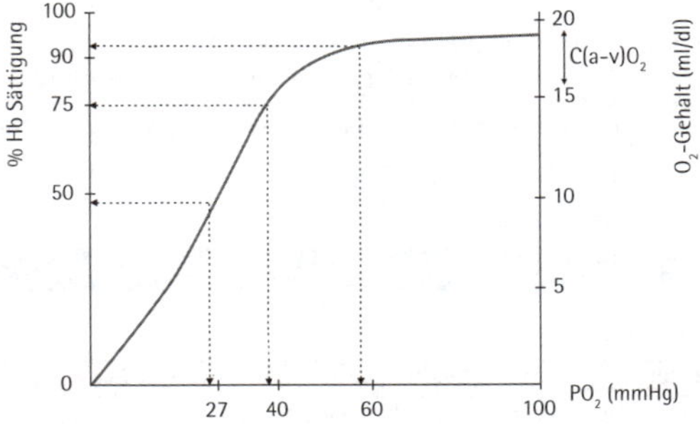

P50: PaO_2, bei dem 50% des Hb gesättigt ist; **normal** 27 mmHg; Maß für die O_2-Affinität des Hämoglobins.

Oberer flacher Teil der Sauerstoffbindungskurve (PaO_2 > 60 mmHg)
Starke Veränderungen des PaO_2 (von 60–100 mmHg) ziehen nur wenig Änderung der arteriellen Sauerstoffsättigung SaO_2 (90–97 %) nach sich; gilt auch für den CaO_2.
Steiler Teil der Kurve (PaO_2 < 60 mmHg)
Wenig Änderung des PaO_2 ⇒ bedeutet große Auswirkung auf SaO_2 und CaO_2
CaO_2 = Sauerstoffgehalt; PaO_2 = art. Sauerstoffpartialdruck; SaO_2 = arterielle Sauerstoffsättigung

4.7.4 Kohlendioxidpartialdruck

Kohlendioxidpartialdruck ($PaCO_2$)
Bester Indikator für die Beurteilung der Ventilationseffizienz.
Normwert $PaCO_2$
35–45 mmHg

Kohlendioxidtransport	
Gelöstes CO_2	• ~ 5–10 % wird im Plasma transportiert. • In Verbindung mit Wasser kommt es zur Bildung von Kohlensäure ($CO_2 + H_2O \Rightarrow H_2CO_3$).
Carbaminohämoglobin	~ 5–10 % liegt durch die Bindung an die NH-Gruppe im Hb-Molekül als Carbaminohämoglobin vor.
Bikarbonat (HCO_3^-)	Durch die katalytische Wirkung der Carboanhydrase (CA) im Erythrozyten kommt es nach Hydratation reaktionsbeschleunigt zur Bildung von Kohlensäure und im nächsten Schritt zur Dissoziation in Bikarbonat und H^+-Ionen ($CO_2 + H_2O \xrightarrow{CA} H_2CO_3 \Rightarrow HCO_3^- + H^+$)

4.7.5 Arterieller Sauerstoffgehalt

Arterieller O_2-Gehalt (CaO_2)
CaO_2 = (O_2 an Hb gebunden) + (im Plasma gelöstes O_2) = (Hb x 1,39 x SaO_2) + (PaO_2 x 0,003)
Normalwert
18–21 ml/dl
CaO_2 = Sauerstoffgehalt; PaO_2 = art. Sauerstoffpartialdruck; SaO_2 = arterielle Sauerstoffsättigung

4.7.6 Sauerstoffverbrauch

Sauerstoffverbrauch, VO_2
VO_2 = HZV x (CaO_2 – CvO_2) x 10
Normalwert
• Normal werden 250 ml/min von 1000 ml/min des verfügbaren O_2 von den Gewebskapillaren ausgeschöpft; das abgehende venöse Mischblut ist zu ~ 75% gesättigt, es dient bei erhöhtem Verbrauch als O_2-Reserve • ↑ **bei:** körperlicher Anstrengung, Hyperthermie, epileptischen Anfällen, erhöhtem Metabolismus • ↓ **bei:** Hypothermie, Zyanidvergiftung, ↓ kardialem Output, ↓ Metabolismus • Normalwert: ∘ 250 ml/min ∘ 125–165 ml/min/m^2 bezogen auf die Körperoberfläche (KOF) VO_2/KOF
CaO_2 = Sauerstoffgehalt;

4.7.7 Sauerstoffangebot

Sauerstoffangebot (DO_2)
DO_2 = (CaO_2 x HZV) x 10 = (20 x 5) x 10 = 1000 ml/min
Normalwert
800–1000 ml/min
CaO_2 = Sauerstoffgehalt; DO_2 = Sauerstoffangebot; HZV = Herzzeitvolumen

4.7.8 Hypoxieursachen und -arten

Hypoxämische Hypoxie			
PaO_2	**SaO_2**	**CaO_2**	**FIO_2 hilfreich?**
↓ **PIO_2:** infolge ↑ Höhe (↓ Barometerdruck, PB) = ↓ PaO_2			
↓	↓	↓	Ja
Hypoventilation: ↓ V_A = ↓ P_AO_2 = ↑ P_ACO_2			
↓	↓	↓	Ja, Beatmung wichtiger!
V/Q-Missverhältnis: häufigste Ursache			
↓	↓	↓	Ja
R-L-Shunt: ARDS, Pneumonie, Atelektasen			
↓	↓	↓	Ja, alleine nicht effizient

Diffusionsstörung: selten; schwere interstitielle Lungenerkrankung, Emphysem			
↓	↓	↓	Ja
Histotoxische Hypoxie			
Unfähigkeit des Gewebes zur O_2-Utilisation: Zyanidvergiftung; nicht verbrauchter Sauerstoff = ↑ PvO_2			
PaO_2	**SaO_2**	**CaO_2**	**FIO_2 hilfreich?**
N	N	N	Schwach
Anämische Hypoxie			
Anämie: Leichte Anämie mit einem Hb von ~ 10 g hat normalerweise keine große Bedeutung wegen Kompensation durch: (a) O_2ER ist ~ 25% = große O_2-Reserve; (b) ↑ HZV: schwere Anämie mit Hb von < 6–7 g ist von Bedeutung, da Kompensationsmechanismen überlastet sind			
PaO_2	**SaO_2**	**CaO_2**	**FIO_2 hilfreich?**
N	**N**	↓	**Schwach**
CO-Vergiftung: ↓ Funktion (Blockade) des Hb aufgrund der festen CO-Hb-Bindung			
N	↓, SaO_2 ggf. falsch normal mittels Pulsoxymetrie	↓	Ja
Zirkulatorisch bedingte Hypoxie (Hypoperfusion)			
Durch ↓ Gewebeblutfluss (↓ CO) oder Hypovolämie (Schock, Hämorrhagie)			
PaO_2	**SaO_2**	**CaO_2**	**FIO_2 hilfreich?**
N	N	N	Schwach
↑ = erhöht; ↓ = vermindert; ARDS = adult respiratory distress syndrome; CaO_2 = Sauerstoffgehalt; CO = Kohlenmonoxid; FIO_2 = inspirator. Sauerstoffkonzentration; Hb = Hämoglobin; HZV = Herzzeitvolumen; N = normal; $PACO_2$ = alveolärer CO_2-Partialdruck; PaO_2 = art. Sauerstoffpartialdruck; PAO_2 = alveolärer Sauerstoffpartialdruck; PB = Barometerdruck; PIO_2 = inspirator. Sauerstoffpartialdruck; PvO_2 = venöser Sauerstoffpartialdruck; R-L-Shunt = Rechts-Links-Shunt; SaO_2 = art. Sauerstoffsättigung; VA = Alveolarvolumen; V/Q = Ventilation/Perfusion			

4.7.9 Überblick Säuren-Basen-Status

Störungen im Säure-Basen-Gleichgewicht		PO_2 (mmHg)	SO_2 (%)	PCO_2 (mmHg)	pH	HCO_3^- (mmol/l)
Normale Blutgaswerte	Arteriell	80–100	93–98	35–45	7,35–7,45	22–26
	Venös	35–45	65–75	40–50	7,31–7,41	22–26
Respiratorische Azidose				⇑	↓	N (↑)

Respiratorische Alkalose	⇓	↑	N (↓)
Metabolische Azidose	N (↓)	↓	⇓
Metabolische Alkalose	N (↑)	↑	⇑

⇑/⇓ = prim. Änderung; ↑/↓ = sek. Änderung; (↑)/(↓) = Kompensation; HCO_3^- = Bikarbonat; N = normal; pH = ph-Wert; PO_2 = Sauerstoffpartialdruck; PCO_2 = Kohlendioxidpartialdruck; SO_2 = Sauerstoffsättigung

4.8 α_1-Antitrypsinmangel-Screening

Von Bedeutung für

- COPD-Patienten < 45 Jahre
- COPD-Patienten mit belasteter Familienanamnese
- Nichtrauchende COPD-Patienten mit Emphysem

Patienten mit dem Genotyp PiZZ und Pi (Null-Null) haben das größte Risiko, ein Lungenemphysem zu entwickeln.

Diagnostik

Bestimmung von Alpha-1-Antitrypsin im Serum:

- **Normwert** 150-300 mg/dl
- **Bei Werten < 80 mg/dl (schwerer Mangel):** Bestimmung des Genotyps

Vogelmeier et al. Alpha-1-Antitrypsinmangel: Update. Pneumologie 2009; 63:718-725

4.9 Bildgebende Verfahren

Röntgen-Thorax

Nicht zwingendes diagnostisches Verfahren, aber bei der Primärdiagnostik zur Erkennung bullöser Veränderungen sinnvoll sowie zum differentialdiagnostischen Ausschluss einer kardialen Stauung, eines Bronchialkarzinoms und anderer Dyspnoe-auslösender Erkrankungen.

CT-Thorax

Sensitivstes Verfahren zur Erkennung eines Lungenemphysems, Erkennung von Bronchiektasen; zwingend vor Lungenvolumenreduktion oder Bullektomie bei fortgeschrittener COPD; kein Routineverfahren bei COPD.

Echokardiografie

Sinnvoll zur Beurteilung eines Cor pulmonale und zur Abschätzung der Höhe des pulmonal-arteriellen systolischen Drucks (PAP_{syst}) sowie differentialdiagnostisch zur Beurteilung einer primär kardialen Ursache von Dyspnoe.

5 Differentialdiagnose

5.1 COPD vs. Asthma

COPD (chronisch obstruktive Bronchitis und Emphysem)	**Asthma**
Definition	
Progredient verlaufende, behandelbare, nicht völlig reversible Obstruktion der Luftwege auf dem Boden einer Entzündungsreaktion durch inhalative Substanzen	Chronisch entzündliche Atemwegserkrankung mit bronchialer Hyperreagibilität und variabler Obstruktion
Alter bei Erstdiagnose	
Meist nach dem 40. Lebensjahr	Variabel, häufig Kindheit und Jugend
Prävalenz	
10–15 %	4–5 %, Kinder 10 %
Risiko	
• Rauchen (direkter Kausalzusammenhang) • Seltener Rauchgase, Luftverschmutzung	• Genetik (z. B. Atopie) • Umwelteinflüsse, Berufsasthma
Häufige Komorbiditäten	
KHK, Schlafapnoe, Infektanfälligkeit, Osteoporose, Muskelatrophie, Kachexie, Depression	Allergien
Symptome	
• Variable Dyspnoe • Giemen, Rasselgeräusche • Produktiver Husten • Eitriges Sputum, vermehrte Infekte • „Blue Bloater"/„Pink Puffer"	• Anfallsweise auftretende Atemnot • Thorakales Engegefühl, Giemen/Brummen • Trockener Husten, v. a. nachts • Verschlimmerung bei Exposition gegenüber auslösenden Stoffen
Lungenfunktion	
• FEV_1 ↓, Lungenvolumen ↑ • Häufig T_LCO ↓, insbesondere bei Emphysem	• Überempfindlichkeit der Luftwege • Normale Lungenfunktion, wenn nicht vollständig kontrolliert: FEV_1 ↓, Lungenvolumen ↑

• Obstruktion nach Bronchospasmolyse partiell reversibel oder irreversibel (Δ $FEV_1 < 15\%$)	• Reversibilität der Obstruktion nach Bronchospasmolyse Δ $FEV_1 > 15\%$ • Normale T_LCO
Labor	
• PaO_2 ↓, $PaCO_2$ ↑ • Polyzythämie	• Blutgase normal, im Anfall zuerst PaO_2 ↓, $PaCO_2$ ↓ • IgE ↑, Eosinophilie im Blut/Sputum • NO im Exhalat erhöht
Röntgen	
• Vermehrte Gefäß- und Bronchialzeichnung • Rechtsherzbelastung • Überblähung (Emphysem)	• Oft altersentsprechend unauffällig • Im Anfall verbreiterte Hili, Überblähung und tiefstehendes Zwerchfell
Ansprechen auf Glukokortikosteroide	
Gelegentlich	Regelhaft vorhanden
Asthma + COPD sind auch gleichzeitig bzw. „overlap" möglich mit reversibler Obstruktion.	
FEV_1 = forciertes exspiratorisches Sekundenvolumen; IgE = Immunglobulin E; NO = Stickstoffmonoxid; $PaCO_2$ = arterielle Kohlenstoffdioxidsättigung; PaO_2 = arterieller Sauerstoffpartialdruck; T_LCO = Kohlenmonoxid-Diffusionskapazität	

5.2 Weitere Differentialdiagnosen zur COPD

Dekompensierte Herzinsuffizienz

- Feines basales Knistern
- Röntgen-Thorax: Herzdilatation, pulmonales Ödem
- Lungenfunktionstests zeigen gelegentlich eine Restriktion (u.a. bei Pleuraergüssen) und keine hochgradige Atemflusslimitierung

Bronchiektasen

- Voluminöses, eitriges Sputum
- Häufig assoziiert mit bakteriellen Infektionen
- Feuchte Rasselgeräusche, Trommelschlegelfinger
- Röntgen-Thorax/CT: bronchiale Erweiterung, Verdickung der Bronchuswände

Lungenkarzinom
• Alter > 50 Jahre • Hämoptysen • Gewichtsverlust, Inappetenz, Nachtschweiß • Heiserkeit (Recurrensparese), Stridor • Thorakale Schmerzen • Paraneoplasien • Röntgen-Thorax: typische Rundherde, Fleckschatten, einseitiger Pleuraerguss
Pneumonie
• Altersunabhängig • Fieber • Akut auftretender Husten mit und ohne Auswurf • Röntgen-Thorax: Lobärpneumonie, Bronchopneumonie, atypische, interstitielle Pneumonie
Tuberkulose (Tbc)
• Altersunabhängig • Nachtschweiß, Gewichtsverlust • Produktiver Husten bei Kavernen • Röntgen-Thorax: Lungeninfiltrate oder noduläre Verdichtungen • Mikrobiologische Bestätigung • Hohe örtliche Tbc-Prävalenz
Bronchiolitis obliterans
• Beginn in jüngerem Alter, Nichtraucher und v.a. nach Organ- oder Knochenmarktransplantationen • Möglicherweise rheumatoide Arthritis, Kollagenosen oder exogene inhalative Noxen in der Anamnese • Im CT exspiratorisch hypodense Zonen, noduläre, retikulo-noduläre Zeichnungsvermehrung, ggf. Milchglastrübung (v.a. bei BOOP/COP)
BOOP = Bronchiolitis obliterans mit organisierender Pneumonie; COP = kryptogene organisierende Pneumonie; Tbc = Tuberkulose

6 Therapie im Überblick

6.1 Therapieziele

Ziele eines effektiven Managements (siehe auch NVL)
• Verminderung des Fortschreitens der Erkrankung • Verbesserung der körperlichen Leistungsfähigkeit • Linderung der Symptome der COPD, Verbesserung der allgemeinen Gesundheit und der COPD-bezogenen Lebensqualität • Vorbeugung und Behandlung von Exazerbationen und Komplikationen der COPD • Verringerung der COPD-assoziierten Letalität
NVL = Nationale Versorgungsleitlinie

6.2 Medikamente im Überblick

Applikationsform	Dosierung	Wirkdauer
β_2-Sympathomimetika, kurz wirksam		
Fenoterol		
100 µg (DA)	**AT:** 100 µg, evtl. Wiederholung nach 5 min; **DT:** 3–4 x 100–200 µg, max. 800 µg/d	4–6 h
Salbutamol		
100, 200 µg (DA + PI); 1,25 mg/2,5 ml; 2,5 mg/2,5 ml (FA); 8 mg ret. (Tbl)	**AT:** 100–200 µg; **DT:** 3–4 x 100–200 µg, max. 1 mg/d	4–6 h (oral länger)
Terbutalin		
2,5–10 mg (Lsg.); 2,5; 7,5 mg ret. (Tbl); 0,5 mg (PI); 0,5 mg/ml s.c. (Inj.-Lsg.)	**AT:** 0,5 mg, evtl. Wiederholung nach 5 min; **DT:** 3 x 0,5 mg, max. 6 mg/d; 2–3 x 2,5–5 mg p.o.; 2 x 7,5 mg p.o., max. 15 mg/d p.o.	4–6 h (oral länger)
Reproterol		
0,09 mg/ml i.v. (Inj.-Lsg.)	**AT:** 0,09 mg langsam i.v.; **DI:** 18–90 µg/h i.v.	2 h

β_2-Sympathomimetika, lang wirksam		
Formoterol		
6, 12 µg (DA + PI)	**DT:** 1–2 x 6–12 µg, max. 2 x 24 µg/d	12 h
Indacaterol		
150, 300 µg Inh.Kps.	**DT:** 1 x 150–300 µg, max. 300 µg/d	24 h
Salmeterol		
25 µg (DA), 50 µg (PI)	**DT:** 2 x 25–100 µg, max. 200 µg/d	12 h
Bambuterol		
10 mg (Tbl)	**DT:** Initial 1 x 10 mg zur Nacht, nach 1–2 Wochen evtl. 1 x 20 mg	24 h
Anticholinergika, kurz wirksam		
Ipratropiumbromid		
20 µg (DA); 0,25 mg/ml (Lsg.); 250 µg/2 ml, 500 µg/2 ml (FA)	**AT:** 0,5 mg (Lsg.); 0,25 mg (FA); **DT:** 3–6 x 20–40 µg, max. 240 µg/d (DA); 3–4 x 0,5 mg (Lsg.); 3–4 x 0,25 mg (FA)	6–8 h
Anticholinergika, lang wirksam		
Aclidinium		
322 µg (PI)	**DT:** 2 x 322 µg/d	12 h
Glycopyrronium		
44 µg (PI)	**DT:** 1 x 44 µg/d	24 h
Tiotropium		
18 µg (PI); 2,5 µg (Lsg.	**DT:** 1 x 18 µg; max. 18 µg/d (PI); 1 x 2 Hübe; max. 5 µg/d (Lsg.)	24 h
Kombination: Anticholinergikum + kurz wirksames β_2-Sympathomimetikum		
Ipratropiumbromid + Fenoterol		
20/50 [µg/µg] (DA + PI); 0,25 mg + 0,5 mg/ml (Lsg.)	**AT:** 1 Hub (PI); 1-2 Hübe (Lsg.), 2 Hübe (DA); **DT:** 3–4 x 1-2 Hübe, max. 12 Hübe/d (DA); 1-4 x 1 Hub, max. 6 Hübe/d (PI)	6–8 h

Methylxanthine (therapeutischer Bereich der Serumkonzentration 5–15 mg/l)		
Aminophyllin		
125 mg (Tbl)	**DT:** 11–13 mg/kg KG p.o. in 3–4 Einzel-dosen, Dosisanpassung an Serumspiegel	Variabel, bis zu 24 h
Theophyllin		
100–600 mg (Kps/Tbl) (ret. und nicht ret.); 200 mg/10 ml i.v. (Inj.-Lsg.)	**AT ohne Theophyllinvorbehandlung:** 4–5 mg/kg KG über 20-30 min i.v.; **mit Theophyllinvorbehandlung:** 2–2,5 mg/kg KG über 20-30 min i.v.; **ED:** 9,5 mg/kg KG/d i.v.; **Raucher:** 15 mg/kg KG/d i.v.; > **60 J:** 5,5 mg/kg KG/d i.v., Dosisanpassung an Serumspiegel; **DT:** 11–13 mg/kg KG p.o. in 2 Einzelgaben, Dosisanpassung an Serumspiegel	Variabel, bis zu 24 h
Inhalative Glukokortikosteroide		
Beclomethason		
50–400 µg (DA + PI)	**DT:** 2 x 0,2–0,5 mg, max. 1,5–2 mg/d	12 h
Budesonid		
100, 200, 400, 800 µg (DA + PI); 0,5/2; 1/2 [mg/ml] (Lsg.)	**DT:** 2 x 0,2–0,4 mg, max. 1,6 mg/d	12 h
Fluticason		
50–500 µg (DA + PI)	**DT:** 2 x 250–500 µg	12 h
Kombination: lang wirksame β_2-Sympathomimetika + Glukokortikosteroide		
Formoterol/Budesonid		
4,5/80; 4,5/160; 9/320 [µg/µg] (PI)	**DT:** 4,5 µg/160 µg: 2 x 2 Inhalationen; 9/320: 2 x 1 Inhalation	12 h
Salmeterol/Fluticason		
50/100; 50/250; 50/500 [µg/µg] (PI); 25/50; 25/125; 25/250 [µg/µg] (DA)	**DT:** 50 µg/500 µg: 2 x 1 Inhalation	12 h

Systemische Glukokortikosteroide		
Prednisolon		
1, 5, 10, 20, 50 mg (Tbl); 10–500 mg/ml, 1 g/10 ml i.v. (Inj.-Lsg.)	5-60 mg p.o./i.v./i.m. 4 x/d	Variabel, HWZ 3 h
Methylprednisolon		
2, 4, 8, 16, 32 mg (Tbl); 16–32 mg/ml, 250 mg/5 ml, 1 g/10 ml i.v. (Inj.-Lsg.)	Dosierung je nach Schwere der Erkrankung; im Allgemeinen 4–12 mg/d	Variabel, HWZ 3 h
Phosphodiesterase-4-Inhibitor		
Roflumilast		
500 µg (Tbl)	**DT:** 500 µg/d als Begleittherapie	HWZ 17 h
AT = Akuttherapie; DA = Dosieraerosol; DI = Dauerinfusion; DT = Dauertherapie; ED = Erhaltungsdosis; FA = Lösung in Fertigampullen; HWZ = Halbwertszeit; Inj. = Injektion; Kps. = Kapseln; Lsg. = Lösung; PI = Pulverinhalator; Tbl = Tabletten		

7 Prävention

7.1 Tabakentwöhnung

Raucherentwöhnung
Die effektivste Therapie der COPD bzw. die wirkungsvollste Methode, das Erkrankungsrisiko zu minimieren oder die Progression der Erkrankung zu verhindern, besteht in der Vermeidung von Risikofaktoren, v.a. im Stopp des Nikotinabusus (führt NICHT zur Rückbildung bereits vorhandener Schäden). Maßnahmen zur Prävention des Passivrauchens schützen Nichtraucher vor COPD und KHK; Tabakentwöhnung hat im Einzelnen positive Effekte auf Lungenfunktion, Diffusionskapazität, Dyspnoe, Husten, Sputumproduktion, Atemnebengeräusche wie Giemen/Brummen, bronchiale Hyperreagibilität, Infekte der Atemwege, Exazerbationsrate und Mortalität!
Hilfsstrategien für den Patienten (die 5 A der Beratung zur Tabakkarenz)
1. ABFRAGEN DER RAUCHGEWOHNHEITEN
Identifizieren Sie jeden Raucher bei jeder Konsultation. *Führen Sie auf der Station, in der Praxis etc. ein Verfahren ein, das sicherstellt, dass JEDER Patient bei JEDER Konsultation zu seinen Rauchgewohnheiten befragt und dies auch dokumentiert wird.*
2. ANRATEN DES RAUCHVERZICHTS
Fordern Sie jeden Raucher nachdrücklich auf, das Rauchen zu unterlassen. *Machen Sie jedem Raucher mit deutlicher, unmissverständlicher Wortwahl klar, dass er mit dem Rauchen aufhören muss, wie relevant der Schaden durch Tabakrauch ist, welche Risiken für den persönlichen körperlichen Zustand bestehen und welche positiven Folgen eine Nikotinkarenz mit sich bringt.*
3. ABFRAGEN DER MOTIVATION, DAS RAUCHEN EINZUSTELLEN
Stellen Sie fest, ob die Bereitschaft vorhanden ist, einen Entwöhnungsversuch zu probieren. *Fragen Sie jeden Raucher, ob er gewillt ist, zu einem gesetzten Termin (z.B. innerhalb der nächsten 30 Tage) zu versuchen, mit dem Rauchen aufzuhören.*
4. ASSISTIEREN BEIM RAUCHVERZICHT
Unterstützen Sie den Patienten. *Helfen Sie ihm mit einem Strategieplan, praktischen Ratschlägen und im Rahmen der Behandlung mit Gesprächen bzw. Hinweisen auf die Teilnahme an*

Selbsthilfegruppen außerhalb der Behandlung sowie mit anerkannten medikamentösen Maßnahmen und Informationsbroschüren.
5. ARRANGIEREN EINER NACHBETREUUNG
Wiedervorstellung. *Vereinbaren Sie entweder persönlich oder telefonisch Folgetermine.*
Medikamentöse Therapie
Nikotinersatztherapie
In jeglicher Form (z.B. Nikotinkaugummis, inhalativ, sublingual, als Nasenspray oder transdermales Pflaster), sie führt langfristig zu einer Erhöhung der Erfolgsquote. Abgesehen vom Nikotinnasenspray sind Nikotinersatzprodukte apotheken-, aber nicht verschreibungspflichtig.
Nikotinagonisten
Vareniclin ist in Deutschland zur Therapie der Tabakabhängigkeit zugelassen, apotheken- und verschreibungspflichtig, nicht aber erstattungsfähig. Effektivität belegt. Laut Studienlage besser wirksam als Bupropion. Nebenwirkungsarm (Kopfschmerzen, Schwindel, Übelkeit, Schlaflosigkeit, Flatulenz), aber bei Risikopatienten mit psychiatrischen Grunderkrankungen und schweren Begleiterkrankungen nicht empfohlen.
Antidepressiva und andere Substanzen
Bupropion (Zyban) besitzt die gleiche Effektivität wie Nikotinersatzpräparate in der medikamentös unterstützenden Therapie der Tabakentwöhnung. Nebenwirkungen: Schlafstörungen, Schwindel, Mundtrockenheit und erhöhtes Risiko für zerebrale Krampfanfälle. Nortriptylin bisher ohne Zulassung für Indikation der Nikotinentzugstherapie und allenfalls als Medikament zweiter Wahl zu erwägen. Gleiches gilt für das Blutdruckmittel Clonidin.
Tabakentwöhnungsprogramme
Programme mit psychosozialen Interventionen (z.B. längere verhaltenstherapeutische Programme, Kurzinterventionen, Rauchertelefone, Beratungsgespräche) kombiniert mit den oben genannten medikamentösen Maßnahmen haben sich als effektiver gegenüber Einzelmaßnahmen erwiesen.

7.2 Vermeidung anderer Expositionen

7.2.1 Berufliche Exposition

Eliminierung, Reduzierung und/oder Kontrolle berufsbedingter Exposition gegenüber inhalativen Noxen (Partikel, Gase). Dazu gehört ebenfalls die Passivrauchkarenz (Baur, X. et al.: Prävention arbeitsbedingter obstruktiver Atemwegserkrankungen. Interdisziplinäre S1-Leitlinie der Deutschen Gesellschaft für Arbeitsmedizin und Umweltmedizin. Pneumologie 2011; 65: 263-282)

7.2.2 Luftverunreinigung im Innen- und Außenbereich

Messungen im Innen- und Außenbereich, um Luftverunreinigungen zu reduzieren und/oder zu vermeiden. Empfehlung: auf Durchsagen/Warnungen im Radio oder Fernsehen hinsichtlich der Luftqualität achten.

7.3 Schutzimpfungen, körperliche Aktivität, Rehabilitation

Schutzimpfungen
Impfungen gegen Influenza und Pneumokokken dienen der Prävention schwerer Infektexazerbationen und werden empfohlen.

Körperliche Aktivität
Tägliche körperliche Aktivität wird COPD-Patienten zur Prävention weiterer Komorbiditäten (KHK, Osteoporose etc.), Exazerbationen und Muskelkatabolie empfohlen und erhält die körperliche Leistungsfähigkeit.

Rehabilitation
Rehabilitationsprogramme erhalten die körperliche Leistungsfähigkeit und reduzieren die Exazerbationsrate, sofern Trainingsprogramme im Alltag fortgeführt werden.

8 Therapie der stabilen COPD

8.1 Neue Überlegungen zur Schweregradeinteilung und Therapie der COPD

Hintergrund

Graduierung und Therapie der stabilen COPD zielen neben der lungenfunktionell nachweisbaren Obstruktion (reduzierte FEV_1) zunehmend auf die Schwere der Symptomatik (Atemnot) und die Häufigkeit von Exazerbationen. Das bedeutet, die klinische Symptomatik ist so wichtig wie die Messwerte!

Bedeutung für die Therapie

- Bei stärkerer Symptomatik (mehr Atemnot) eher die Kombination bronchodilatativer Medikamente (lang wirksame Betamimetika und Anticholinergika)
- Bei höherer Exazerbationsrate früher an die Kombination der Bronchodilatativa mit inhalativen Steroiden und/oder PD-4-Inhibitor denken
- FEV_1 alleine zeigt keine ausreichende Kontrolle des Therapieerfolgs an

8.2 Schweregrade nach GOLD

Klassifikation nach FEV_1-Einschränkung*		
Gruppe	**Schweregrad**	**FEV_1-Einschränkung**
GOLD 1	Mild	$FEV_1 \geq 80\%$ vom Soll
GOLD 2	Mäßig	$50\% \leq FEV_1 < 80\%$ vom Soll
GOLD 3	Schwer	$30\% \leq FEV_1 < 50\%$ vom Soll
GOLD 4	Sehr schwer	$FEV_1 < 30\%$ vom Soll
* FEV_1 basierend auf Werten nach Bronchodilatation; Patienten mit $FEV_1/FC < 0{,}7$		
©2013 Global Initiative for Chronic Obstructive Lung Disease, all rights reserved. Use is by express license from the owner.		

Grafisches Assessment

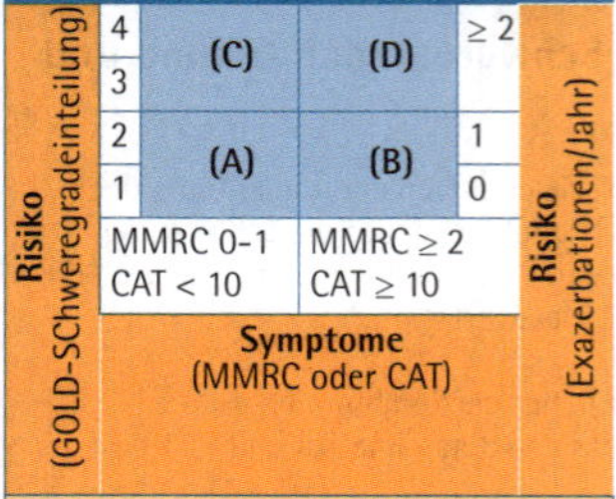

Zusammenfassung COPD-Assessment

Patient	Charakteristika	Klassifikation Spirometrie	Exazerbationen/Jahr	MMRC*	CAT**
A	Niedriges Risiko Wenig Symptome	GOLD 1-2	≤ 1	0-1	< 10
B	Niedriges Risiko Mehr Symptome	GOLD 1-2	≤ 1	≥ 2	≥ 10
C	Hohes Risiko Wenig Symptome	GOLD 3-4	≥ 2	0-1	< 10
D	Hohes Risiko Mehr Symptome	GOLD 3-4	≥ 2	≥ 2	≥ 10

* MMRC = Modified British Medical Research Councill → S. 58
** CAT = COPD-Assessment-Test → S. 58

8.3 Stadieneinteilung nach Dt. Atemwegsliga

Stadium	Befunde
Stadium I Leichte COPD	Patient ist sich oft nicht bewusst, dass seine Lungenfunktion nicht mehr im Normbereich liegt.
	• Leichte Einschränkung Atemfluss (FEV_1/FVC < 70% aber FEV_1 > 80% des Sollwerts) • Chronischer Husten und Auswurf (fakultativ)
Stadium II Mittelgradige COPD	Stadium, in dem üblicherweise das erste Mal ein Arzt kontaktiert wird.
	• Zunehmende Dyspnoe (FEV_1/FVC < 70%, 50% ≤ FEV_1 < 80% des Sollwerts) • Meist progrediente Symptomatik mit (typischerweise unter Belastung auftretender) Kurzatmigkeit • Evtl. chronischer Husten/Auswurf
Stadium III Schwere COPD	• Zunahme Dyspnoe (FEV_1/FVC < 70%, 30% ≤ FEV_1 < 50% des Sollwerts) • ↑ Kurzatmigkeit und wiederholt auftretende Exazerbationen mit Auswirkung auf Lebensqualität
Stadium IV Sehr schwere COPD	Spürbar eingeschränkte Lebensqualität; Exazerbationen können lebensbedrohlich sein.
	• Sehr starke Einschränkung Atemfluss (FEV_1/FVC < 70%, FEV_1 < 50% des Solls) oder FEV_1 < 50% • Chronische respiratorische Insuffizienz

FEV_1 = forciertes exspiratorisches Sekundenvolumen; VC = Vitalkapazität

Modifiziert nach Vogelmeier C et al.: Leitlinie der Deutschen Atemwegsliga und der Deutschen Gesellschaft für Pneumologie und Beatmungsmedizin zur Diagnostik und Therapie von Patienten mit chronisch obstruktiver Bronchitis und Lungenemphysem (COPD). Pneumologie 2007; 61:e1-e40, https://www.thieme-connect.com/ejournals/abstract/10.1055/s-2007-959200

8.4 MMRC-Dyspnoe-Skala

0	Atemlosigkeit nach Anstrengung
1	Kurzatmig, wenn ebenerdig in Eile oder beim leichten Bergaufgehen
2	Geht wegen Atemlosigkeit langsamer als Gleichaltrige in der Ebene oder muss bei gewohnter Geschwindigkeit, selbst wenn ebenerdig, zum Luftholen anhalten
3	Muss nach 90 Metern Gehstrecke zum Luftholen anhalten
4	Aufgrund von Atemlosigkeit unfähig, das Haus zu verlassen/sich anzukleiden
MMRC = Modified Medical Research Council	
Bestall et al.: Usefulness of the Medical Research Council (MRC) dyspnoe scale as a measure of disability in patients with COPD, Thorax. 1999 Jul;54(7):581-586	

8.5 COPD-Assessment-Test (CAT)

Link zum Test

http://www.catestonline.org/english/index_German.htm

Beschreibung des Tests

- Erfasst die Auswirkungen einer COPD auf das tägliche Leben des Patienten am besten
- Weltweit verfügbarer (http://www.catestonline.org) und in verschiedene Sprachen übersetzter Bogen mit 8 Fragen
- Muss vom Patienten ausgefüllt werden
- Es gibt 0 (kein Symptom) bis 5 (max. ausgeprägtes Symptom) Punkte je Frage.
- CAT-Score (0 bis 40 Punkte) ergibt sich aus der Summe der Antworten.
- Test schnell und leicht anwendbar (Dauer: wenige Minuten)
- Zuverlässiges Instrument zur Beurteilung des Gesundheitszustandes eines COPD-Patienten

8.6 Medikamentöse Therapie nach GOLD

Pharmakologische Therapie der stabilen COPD*			
Pat.	**1. Wahl**	**2. Wahl**	**Alternativen****
A	SA Anticholinergikum bei Bedarf **ODER** SA β_2-Agonist bei Bedarf	LA Anticholinergikum **ODER** LA β_2-Agonist **ODER** SA β_2-Agonist + SA Anticholinergikum	Theophyllin
B	LA Anticholinergikum **ODER** LA β_2-Agonist	LA Anticholinergikum + LA β_2-Agonist	SA β_2-Agonist **UND/ODER** SA Anticholinergikum Theophyllin
C	ICS + LA β_2-Agonist **ODER** LA Anticholinergikum	LA Anticholinergikum + LA β_2-Agonist **ODER** LA Anticholinergikum + PDE-4-Inhibitor **ODER** LA β_2-Agonist + PD-4-Inhibitor	SA β_2-Agonist **UND/ODER** SA Anticholinergikum Theophyllin
D	ICS + LA β_2-Agonist **UND/ODER** LA Anticholinergikum	ICS + LA β_2-Agonist + LA Anticholinergikum **ODER** ICS + LA β_2-Agonist + PD-4-Inhibitor **ODER** LA Anticholinergikum + LA β_2-Agonist **ODER** LA Anticholinergikum + PD-4-Inhibitor	Carbocystein SA β_2-Agonist **UND/ODER** SA Anticholinergikum Theophyllin

SA = short-acting, LA = long-acting, ICS = inhalatives Kortikosteroid, PD-4 = Phosphodiesterase-4

* Substanzen sind alphabetisch gelistet und nicht unbedingt in der Anwendungsreihenfolge.

** Substanzen in dieser Gruppe können allein oder in Kombination mit Substanzen der 1. und 2. Wahl angewendet werden.

8.7 Empfohlene Therapie entsprechend der Schweregradeinteilung NVL/Dt. Atemswegsliga

Stadium	I	II	III	IV
Schweregrad	**Leicht**	**Mittel**	**Schwer**	**Sehr schwer**
FEV_1/FVC (inspiratorische Vitalkapazität)	< 70 %	< 70 %	< 70 %	< 70 %
Symptome	± **Husten, Auswurf, Dyspnoe**			
FEV_1 (Einsekunden-kapazität)	≥ 80 % Soll	50 bis < 80 % Soll	30 bis < 50 % Soll	< 30 % Soll oder < 50 % Soll mit chron. respirator. Insuffizienz

Stadium I	Stadium II	Stadium III		Stadium IV
Risikofaktoren vermeiden, Raucherentwöhnung, Schutzimpfungen				
PLUS ein kurz wirksamer Bronchodilatator bei Bedarf				
	PLUS ein/mehrere lang wirksame Bronchodilatatoren* PLUS Rehabilitation			
		PLUS inhalative Glukokortikosteroide bei Exazerbationen PLUS Roflumiblast bei Phänotyp chron. obstruktive Brochitis u. häufigen Exazerbationen		
				PLUS O_2-Therapie bei chronisch respiratorischer Insuffizienz, evtl. PLUS chirurgische Maßnahmen
Kontrolle einer chronischen nicht obstruktiven Bronchitis des Rauchers, da Übergang in COPD möglich				

*β_2-*Sympathomimetika u./od. Anticholinergika, Theophyllin ist. Med. der 3. Wahl.*

Modifiziert nach Vogelmeier C et al.: Leitlinie der Deutschen Atemwegsliga und der Deutschen Gesellschaft für Pneumologie und Beatmungsmedizin zur Diagnostik und Therapie von Patienten mit chronisch obstruktiver Bronchitis und Lungenemphysem (COPD). Pneumologie 2007; 61:e1-e40, https://www.thieme-connect.com/ejournals/abstract/10.1055/s-2007-959200

8.8 Ergänzende medikamentöse Therapieansätze

Impfungen (→ S. 54)

Influenza-Impfung

Kann das Risiko einer schweren oder tödlichen Erkrankung bei COPD-Patienten um ~50% senken. Sie sollte jährlich im Herbst oder Winter erfolgen.

Pneumokokken-Impfung

- Impfung mit Pneumokokkenpolysaccharid-Vakzinen wird empfohlen bei Patienten > 60 J, Komorbiditäten (z.B. Herzerkrankungen) und einer FEV_1 < 40% vom Soll. Reduktion v.a. der ambulant erworbenen Pneumonie.
- Pneumokokkenkonjugatimpfstoff ebenfalls zugelassen für Personen > 50 J. Dieser alternative Pneumokokkenimpfstoff hat noch keine Empfehlung der ständigen Impfkommission (STIKO).

Anhebung des α_1-Antitrypsin-Serumspiegels

Junge Patienten mit angeborenem, schwerem α_1-Antitrypsinmangel (homozygot, < 35% des Serum-Sollwerts) und bestehendem Emphysem sind mögliche Kandidaten; die Substitutionstherapie ist sehr teuer und in den meisten Ländern nicht verfügbar. Wöchentliche i.v.-Gabe 60 mg/kg KG bei mittlerer Funktionseinschränkung (FEV_1 zwischen 30 und 65% vom Sollwert) oder raschem FEV_1-Verlust über die Zeit; strikte Nikotinkarenz!

Antibiotika

- Nur im Fall infektiöser Exazerbationen (→ S. 83)
- Antibiotika-Langzeittherapie (z.B. mit Makroliden) zur Exazerbationsprophylaxe in der Diskussion, aber aufgrund der Resistenzproblematik noch nicht zu empfehlen.

Mukolytika

- Einige Patienten mit eher zäher Schleimproduktion profitieren möglicherweise von Mukolytika; keine generelle Therapieempfehlung.
- Antioxidativ wirksame Medikamente wie Acetylcystein oder Carbocistein haben eventuell bei COPD-Patienten mit häufigen Exazerbationen einen günstigen Einfluss.

Antitussiva

Husten bei COPD zwar belastend, aber wichtiger Schutzreflex. Keine Empfehlung eines regelmäßigen Einsatzes von Antiussiva bei stabiler COPD.

Analgetika

Morphin kann bei starker Dyspnoe, Angst und Hyperventilation die Atemnot lindern; wegen Atemdepression Ausnahmesituationen vorbehalten.

Osteoporosebehandlung

Erhöhte Osteoporoseanfälligkeit aufgrund der Grunderkrankung, von Immobilität, Mangelernährung, längerer Einnahme systemischer Glukokortikosteroide; Prophylaxe durch kalziumreiche Kost, Kalziumsubstitution in Kombination mit Vitamin D_3, körperliche Bewegung, ggf. Bisphosphonate.

Cave: NICHT bei stabiler COPD empfohlen

Regelmäßige Einnahme von Atemstimulantien, Narkotika, Immunmodulatoren, Antioxidantien, Nedocromil, Leukotrienrezeptorantagonisten und alternative Methoden wie Kräutermedizin, Akupunktur und Homöopathie. Vasodilatatorisch wirkende Substanzen (z.B. inhalatives Stickstoffmonoxid) sind kontraindiziert.

8.9 Langzeitsauerstofftherapie (LTOT)

8.9.1 Definition, Indikation, Ziele

Definitionen

Langzeitsauerstofftherapie (LTOT)

- Sauerstoffapplikation von mind. 16 Stunden/Tag
- Tägl. Sauerstoffapplikation unter Belastung über einen längeren Zeitraum (Monate)

Hypoxämie

- Arterieller Sauerstoffpartialdruck (PaO_2) < 55 mmHg oder Sauerstoffsättigung (SaO_2) < 90%
- **Cave:** Werte gültig für Messungen auf Meereshöhe

Indikation

Chronische Hypoxämie (trotz adäquater Therapie und Vermeidung inhalativer Noxen)

- Ruhe-PaO_2 ≤ 55 mmHg, bei Cor pulmonale und/oder Polyglobulie: ab Ruhe-PaO_2 < 60 mmHg
- Belastungshypoxämie mit PaO_2 ≤ 55 mmHg
- Hypoxämie im Schlaf

Voraussetzungen
• Stabile Krankheitsphase • Bestätigung der Messwerte mind. 3 x (zu verschiedenen Zeitpunkten) innerhalb von 4 Wochen
Ziele
Allgemein
• Verbesserung der Lebensqualität und Leistungsfähigkeit, v.a. bei Patienten mit belastungsinduzierter Hypoxämie • Reduktion von Morbidität und Mortalität
Zielwerte (LTOT ist erfolgreich, wenn folgende Kriterien erfüllt sind)
• $PaO_2 \geq 60$ mmHg oder Anstieg um 10 mmHg • $PaO_2 \geq 60$ mmHg oder verbesserte Belastbarkeit, z.B. beim 6-Minuten-Gehtest
Klinisch
• Verbesserung von Dyspnoeempfinden und ggf. psychomotorischer Unruhe • Reduktion der Atemarbeit (u.a. durch Reduktion der Tachypnoe) • Verbesserung von hypoxieinduzierten Herzrhythmusstörungen • Verringerung pulmonaler Hypertonie/Stabilisierung der Hämodynamik
Merke Speziell bei COPD-Patienten ist die lebensverlängernde Wirkung der LTOT nicht auf die Korrektur der Hypoxämie zurückzuführen, sondern wahrscheinlich auf die Entlastung der Atempumpe (Reduktion der Atemarbeit) insbesondere in Exazerbationsphasen.

8.9.2 Algorithmus in Ruhe

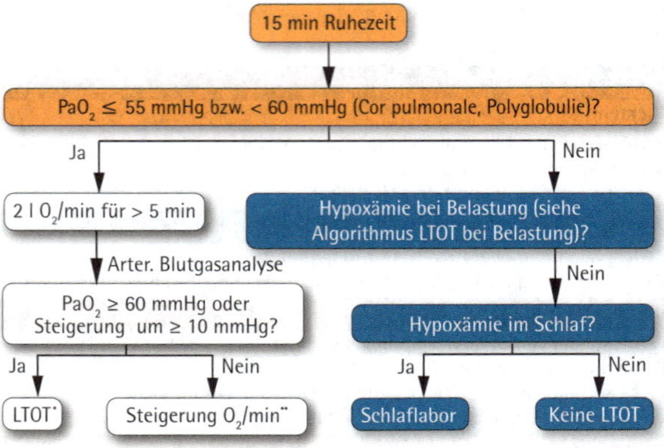

* LTOT mit stationärem und mobilem System, wenn Patient mobil

** Cave: Vorliegen einer Erkrankung mit erhöhtem Shuntvolumen?

Modifiziert nach Magnussen et al.: Leitlinien zur Langzeit-Sauerstofftherapie, Deutsche Gesellschaft für Pneumologie und Beatmungsmedizin e.V.; Pneumologie 2008; 62(12):748–756.

8.9.3 Algorithmus bei Belastung

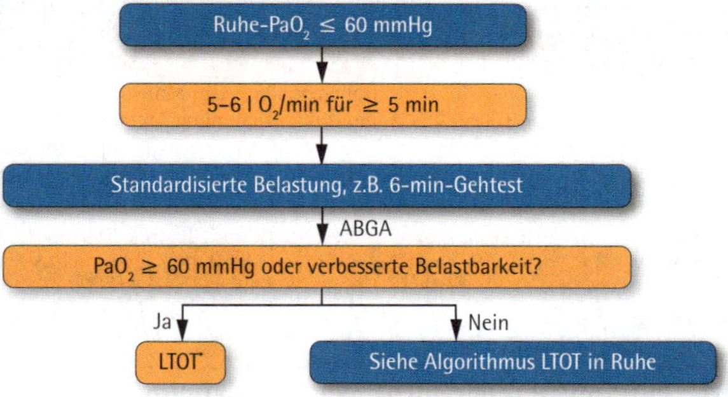

* LTOT mit stationärem und mobilem System, wenn Patient mobil

Modifiziert nach Magnussen et al.: Leitlinien zur Langzeit-Sauerstofftherapie, Deutsche Gesellschaft für Pneumologie und Beatmungsmedizin e.V.; Pneumologie 2008; 62(12):748–756.

8.9.4 Verlaufskontrollen

Verlaufskontrollen bei LTOT (Durchführung durch Pneumologen)	
Zeitrahmen	Alle 3 Monate (stabiler Patient; instabiler Patient entsprechend früher/häufiger)
Parameter	**Therapieoptimierung**
	• O_2-Menge adäquat? • Nebenwirkungen? • Wohlbefinden des Patienten (subjektiv)? • Belastbarkeit des Patienten (objektiv)? • Korrekte Verwendung des Geräts? • Nachschulung notwendig?
LTOT = Langzeitsauerstofftherapie	

8.9.5 Sauerstoffbedingte Hypoventilation

Cave: sauerstoffbedingte Hypoventilation
Patienten mit (akuter) CO_2-Retention bzw. akuter Zunahme einer chronischen Hyperkapnie
Verabreichung von hohen O_2-Konzentrationen, v.a. bei respiratorischer Dekompensation (pH < 7,35; pCO_2 > 70 mmHg) ⇒ Hemmung Atemantrieb durch die zentralen Chemorezeptoren in der Medulla oblongata ⇒ hyperkapnischer Atemantrieb chronisch weniger empfindlich, hypoxischer Atemantrieb durch hohe O_2-Gabe reduziert ⇒ Hypoventilation/Apnoe
Demgegenüber zeigt eine **stabile chronische Hyperkapnie** (kompensierte respiratorische Azidose mit pH > 7,35) eine verbesserte Lebenserwartung durch reduzierte Atemarbeit an und stellt keine Kontraindikation für eine Sauerstofftherapie dar.
PCO_2 = Kohlenstoffdioxidpartialdruck

8.10 Intermittierende nichtinvasive Beatmung (NIV)

8.10.1 NIV bei chronisch respiratorischer Insuffizienz

Hintergrund

Einer erhöhten Belastung der Atemmuskulatur (Obstruktion der Atemwege, vermehrte Ventilation bei Gasaustauschstörung, ungünstige Atemmechanik bei Emphysem) steht bei schwerer COPD eine verminderte Kapazität der Atemmuskulatur gegenüber (Überblähung, Muskeldystrophie, Kachexie, verminderte Nahrungsaufnahme). Die chronische Überlastung ist erkennbar an einem progredienten PCO_2-Anstieg.

Erwägen einer intermittierenden nichtinvasiven (Nasen- oder Mund-Nasen-Masken) Heimbeatmung bei COPD

- Hyperkapnie in Kombination mit zunehmender Symptomatik der **chronisch respiratorischen Insuffizienz**
- Einschränkung der Lebensqualität
- Gehäufte Exazerbationen

Symptomatik chronisch respiratorische Insuffizienz mit Hyperkapnie
• Progrediente Dyspnoe unter Belastung und in Ruhe • Morgendliche Kopfschmerzen • Abgeschlagenheit und verminderte körperliche Leistungsfähigkeit

- Psychische Störungen wie Angststörungen, Depressionen, Persönlichkeitsveränderungen
- Schlafstörungen
- Tachykardie
- Polyglobulie
- Zunahme der chronischen Rechtsherzinsuffizienz, Cor pulmonale, Ödeme

NIV = nichtinvasive Beatmung; PCO_2 = Kohlenstoffdioxidpartialdruck

8.10.2 Indikationen NIV

Hauptkriterien

Beachte
Klinische Einschätzung, Verlauf der Lungenfunktion, körperliche Leistungsfähigkeit und Wunsch des Patienten stehen immer **vor** den Indikationskriterien.

- Chronische Hyperkapnie untertags ($PaCO_2 > 50$ mmHg)
- Nächtliche Hyperkapnie ($PaCO_2 > 55$ mmHg)
- Stabile Hyperkapnie untertags (46-50 mmHg), aber Anstieg des transkutan gemessenen PCO_2 in der Nacht um > 10 mmHg
- Stabile Hyperkapnie untertags (46-50 mmHg) und mind. 2 akute, stationär behandlungsbedürftige Exazerbationen mit respiratorischer Azidose in den letzten 12 Monaten
- Im Anschluss an eine akute beatmungspflichtige Exazerbation entsprechend der klinischen Einschätzung

Nebenkriterium

Schwere nächtliche Sauerstoffentsättigungen ($SaO_2 < 85\%$, > 5 min) trotz LTOT

8.10.3 Therapieziele NIV

Normalisierung des $PaCO_2$ unter Beatmung und möglichst im beatmungsfreien Intervall bei gebesserter Symptomatik

Beachte
Beste therapeutische Effekte oft unter höheren Beatmungsdrücken (20-40 mmHg). Akzeptanz des Patienten in einem assistierten oder assistiert-kontrollierten Modus vorausgesetzt.

Windisch W et al.: Nichtinvasive und invasive Beatmung als Therapie der chronischen respiratorischen Insuffizienz. S2-Leitlinie herausgegeben von der Deutschen Gesellschaft für Pneumologie und Beatmungsmedizin e.V. Pneumologie 2010; 64:207-240.

8.10.4 NIV Therapiealgorithmus

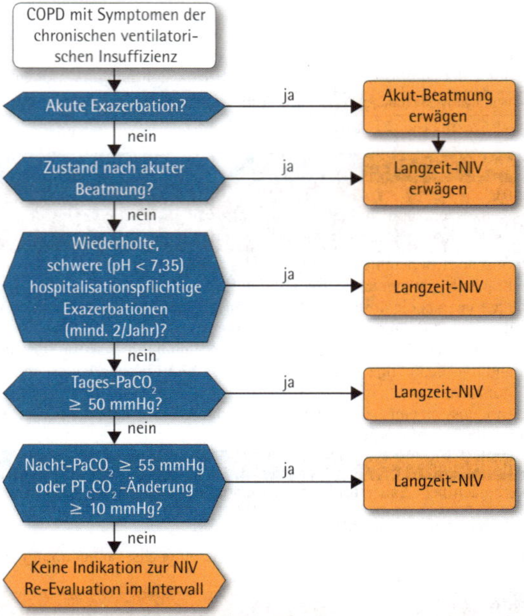

NIV = intermittierende nichtinvasive Beatmung; $PaCO_2$ = arterieller Kohlenstoffdioxidpartialdruck; PT_CCO_2 = transkutan gemessenes PCO_2

Windisch W et al.: Nichtinvasive und invasive Beatmung als Therapie der chronischen respiratorischen Insuffizienz. S2-Leitlinie herausgegeben von der Deutschen Gesellschaft für Pneumologie und Beatmungsmedizin e.V. Pneumologie 2010; 64:207-240. https://www.thieme-connect.com/ejournals/abstract/10.1055/s-0029-1243978

8.11 Nichtmedikamentöse Behandlung

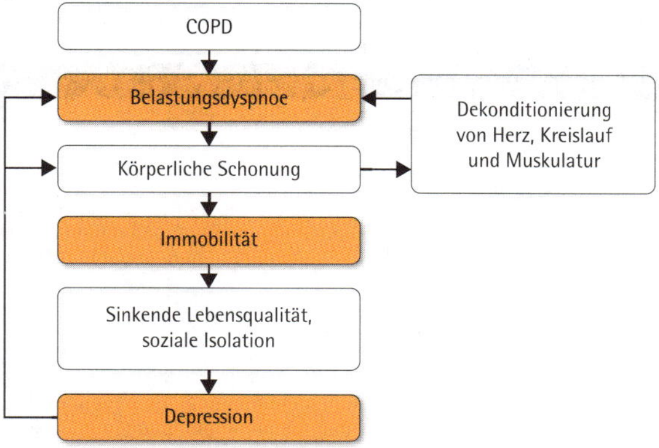

Vogelmeier, C et al.: Leitlinie der Deutschen Atemwegsliga und der Deutschen Gesellschaft für Pneumologie und Beatmungsmedizin zur Diagnostik und Therapie von Patienten mit chronisch obstruktiver Bronchitis und Lungenemphysem (COPD). Pneumologie 2007; 61:e1-e40. https://www.thieme-connect.com/ejournals/abstract/10.1055/s-2007-959200

COPD-Schulungsprogramme für Patienten
Vermitteln dem Patienten Grundkenntnisse über die Erkrankung und ihre Therapie, Einschätzung des Verlaufs (Selbstkontrolle) und frühzeitige Reaktion bei Exazerbationen sowie selbstständige Ernährungs- und Trainingsmaßnahmen.
Körperliches Training (→ S. 54)
Unter fachmännischer Kontrolle können Trainingsprogramme die Belastbarkeit steigern und der Atemnot und einer raschen Ermüdbarkeit entgegenwirken.
Physiotherapie
Ziel ist die Erleichterung der Dyspnoe in Ruhe und unter Belastung durch Reduktion der Atemarbeit, Hilfe beim Abhusten des Mukus, ggf. kombiniert mit mechanischen Hustenhilfen.

Ernährung
Insbesondere untergewichtige Patienten mit COPD haben eine schlechtere Prognose; mit einer hochkalorischen, eiweißreichen Kost können ein Gewichtsaufbau und eine Verbesserung der Prognose erreicht werden.
Pulmonale Rehabilitation
Siehe auch → S. 54, sowie → S. 52

8.12 Chirurgische und interventionelle Maßnahmen

8.12.1 Algorithmus zur chirurgischen Vorgehensweise

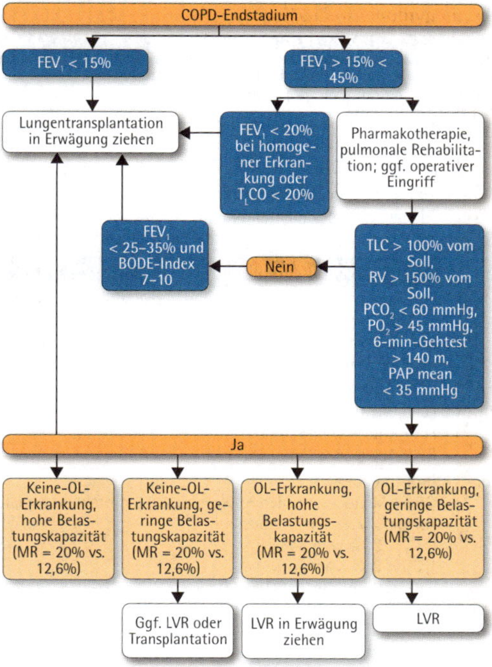

LVR = Lungenvolumenresektion, MR = Mortalitätsrate LVR gegenüber Kontrolle, OL-Erkrankung = Oberlappen betontes Emphysem

Modifiziert nach Nathan, S D: Lung Transplantation: Disease-Specific Considerations for Referral. CHEST 2005; 127:1006–1016.

8.12.2 Bullektomie

Bei Patienten mit progredienten und funktionell relevanten Bullae (> 1/3 eines Lungenflügels) zur Reduzierung der Dyspnoe und Verbesserung der Lungenfunktion.

8.12.3 Lungenvolumenreduktion

Chirurgische Lungenvolumenreduktion (LVRS)	
Indikation	Palliativeingriff bei Patienten mit oberlappenbetontem Lungenemphysem und schlechter Belastbarkeit
Ausschluss-kriterien	FEV_1 < 20% und Darstellung eines homogenen Emphysems im HR-CT oder TLCO < 20%
Ziel	Zur funktionellen Verbesserung einer austherapierten COPD. Durch Verminderung der Überblähung und Verbesserung der Atemmechanik in einem selektierten Patientengut (→ S. 72) Reduktion der Atemnot, Verbesserung der Belastbarkeit und Lebensqualität möglich.

Bronchoskopische Lungenvolumenreduktion (BVRS)	
Hintergrund	Mehrere endoskopische Verfahren in Verwendung, die sich gegenüber der chirurgischen Lungenvolumenredukton durch eine geringere Morbidität und Mortalität auszeichnen. Je nach Methode bei einem heterogenen und/oder homogenen Lungenemphysem einsetzbar. Zum Teil reversible, zum Teil irreversible Verfahren.
Indikation	• Fortgeschrittenes Lungenemphysem mit ausgeprägter Atemnot. • FEV_1 < 45% vom Soll • RV > 150% vom Soll
Kontraindi-kation*	• Bronchiektasen • Große Mengen putriden Sputums, häufige Infektexazerbationen • Fortgeführter Nikotinabusus • FEV_1 < 20% vom Soll • T_LCO < 20% vom Soll • PaO_2 < 45mmHg, $PaCO_2$ > 50 mmHg • Gehstrecke im 6-min-Gehtest < 140 m

Blockierende Verfahren
• Bronchoskopische Platzierung von Ein-Weg-Ventilen bzw. Schirmchen in (Sub-)Segmentbronchien im Fall eines heterogen Emphysems ⇒ bei Exspiration kann Luft/Sekret entweichen, bei Inspiration kann keine Atemluft in den behandelten
• Bronchus hinein ⇒ Volumenreduktion des überblähten Areals bis hin zur Absorptionsatelektase. • Nur sinnvoll nach Ausschluss einer Kollateralventilation (CT- bzw. Ballonkatheterverfahren) • Reversibel
Nicht blockierende Verfahren
• **Platzierung von Coils** (kleinen Nitinolspiralen) in (Sub-)Segmentbronchien: - Dadurch werden diese verformt und schrumpfen - Bei heterogenem Emphysem - Teilreversibel • **Polymerische Lungenvolumenreduktion (PLVR)** durch Applikation eines Hydrogelschaums in Subsegmentbronchien: - Dadurch Entzündung und Schrumpfung der betroffenen Areale - Bei heterogenem und homogenem Emphysem - Irreversibel • **Thermische Lungenvolumenreduktion** durch Applikation von heißem Dampf: - Wirkung wie PLVR - Bei heterogenem Emphysem - Irreversibel
* Bzw. hohes Risiko, Vorgehen prinzipiell entsprechend dem Algorithmus zur LVR (→ S. 71)
Stanzel, F.: Bronchoskopische Lungenvolumenreduktion bei fortgeschrittenem Lungenemphysem; Pneumologie 2012; 66:20-27.

8.12.4 Lungentransplantation

Sehr sorgfältige Selektion bei Patienten im Stadium IV. Möglicherweise Verbesserung der Lebensqualität/Überlebensrate und Steigerung funktioneller Kapazitäten.

Kriterien für eine Lungentransplantation
• FEV_1 < 25% des Solls • PaO_2 < 55–60 mmHg (7,3–8 kPa) • $PaCO_2$ > 50 mmHg (> 6,7 kPa) • Entwicklung einer sekundären pulmonalen Hypertonie.

9 Exazerbation

9.1 Definition, Ursachen, Bedeutung

Akut auftretende Phasen im Verlauf der Erkrankung, die mit den Symptomen Dyspnoe, Husten und/oder Auswurf einhergehen, die über den normalen täglichen Schwankungsbereich hinausgehen und eine Änderung der Medikation nötig machen.

Hauptursachen

- Überwiegend virale und/oder bakterielle Infektionen des Tracheobronchialsystems
- Luftverunreinigungen

Ungefähr 1/3 der schweren Exazerbationen können keiner eindeutigen Ursache zugeordnet werden.

Bedeutung

- Bedeutendes Ereignis im Verlauf einer COPD, da eine Exazerbation mit einer erhöhten Mortalität (v.a. bei stationärer Behandlungsbedürftigkeit) und einem akzelerierten Krankheitsverlauf (raschere Abnahme der Lungenfunktion) vergesellschaftet ist.
- Exazerbationen bedeuten reduzierte Lebensqualität und hohe Kosten für das Gesundheitssystem.

9.2 Diagnostik und Beurteilung des Schweregrads

Symptome

Hauptsymptome

- ↑ Dyspnoe
- ↑ Husten/Auswurf, veränderte Farbe und/oder Zähigkeit des Sputums
- Engegefühl in der Brust
- Fieber
- Begleitsymptome

Begleitsymptome

- Abgeschlagenheit, Depression, Vigilanzminderung bis hin zum Koma
- Periphere Ödeme
- Hohe Atemfrequenz (> 35/min zeigt rasche Erschöpfung an)
- Zyanose

Vorgeschichte
Folgende Anamnese spricht für Exazerbation mit erhöhtem Risiko
• Häufige Exazerbationen in der Vergangenheit • Hohe GOLD-Klasse (FEV_1 < 30% vom Soll) • Relevante Komorbiditäten • Lange Dauer der Exazerbation und intensive Vortherapie
Blutgase
• PaO_2 < 60 mmHg (< 8 kPa) und/oder SaO_2 < 90% mit oder ohne $PaCO_2$ > 50 mmHg (> 6,7 kPa) unter Raumluftbedingungen weisen auf eine respiratorische Insuffizienz hin. • PaO_2 < 50 mmHg (< 6,7 kPa), $PaCO_2$ > 70 mmHg (< 9,3 kPa) und pH < 7,35 deuten auf einen lebensbedrohlichen Zustand hin • Erfordert Monitoring und intensivmedizinische Behandlung
Röntgen
Posterior/anterior + seitliche Aufnahme zum Nachweis von Pneumonien oder anderen differentialdiagnostisch infrage kommenden Erkrankungen, die in ihrer Symptomatik COPD-Exazerbationen gleichen (z.B. akute kardiale Dekompensation)
Lufu
• PEF < 100 l/min oder FEV_1 < 1 l deutet auf schwere Exazerbation hin • Unter Umständen schwierige Durchführung • Langzeitverlauf ausschlaggebend
EKG
Zur Diagnostik von Rechtsherzhypertrophie, Arrhythmien, koronaren Ischämien
Labor
Sputumkultur mit Antibiogramm
• Bei häufigen Exazerbationen (> 3/Jahr) • Bei Therapie von bekannten resistenten Erregern • Logistische Voraussetzung für eine valide Sputumuntersuchung müssen gegeben sein

Laborchemische Untersuchungen
• Blutbild • CRP • Elektrolyte • Blutzucker • Kreatinin (zum Ausschluss eines Diabetes mellitus, Mangelernährung) • D-Dimere (zum Ausschluss einer Lungenembolie)
Procalcitonin (PCT)
Zur Beurteilung, ob ein bakterieller Infekt vorliegt
CRP = C-reaktives Protein; GOLD = Global Initiative for Chronic Obstructive Lung Disease; FEV_1 = forciertes exspiratorisches Sekundenvolumen; $PaCO_2$ = arterieller CO2-Partialdruck; PaO_2 = arterieller Sauerstoffpartialdruck; PCT = Procalcitonin

9.3 Algorithmen zum Management

9.3.1 Generelles Vorgehen bei Exazerbation

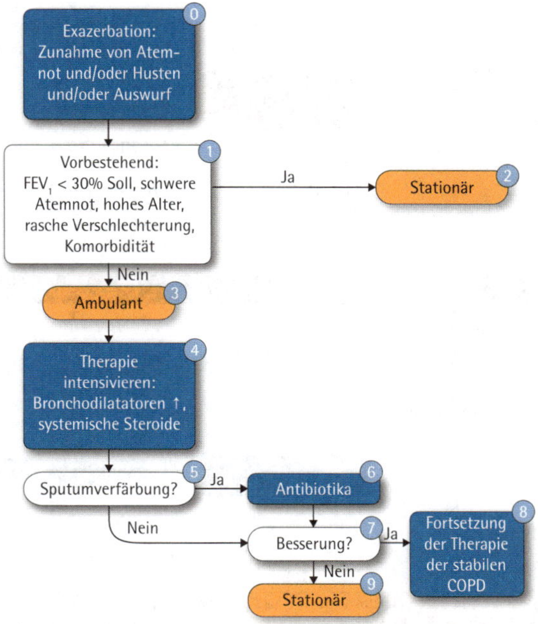

FEV_1 = forciertes exspiratorisches Sekundenvolumen

Vogelmeier, C et al.: Leitlinie der Deutschen Atemwegsliga und der Deutschen Gesellschaft für Pneumologie und Beatmungsmedizin zur Diagnostik und Therapie von Patienten mit chronisch obstruktiver Bronchitis und Lungenemphysem (COPD). Pneumologie 2007; 61:e1-e40. https://www.thieme-connect.com/ejournals/abstract/10.1055/s-2007-959200

9.3.2 Fokus infektexazerbierte Exazerbation

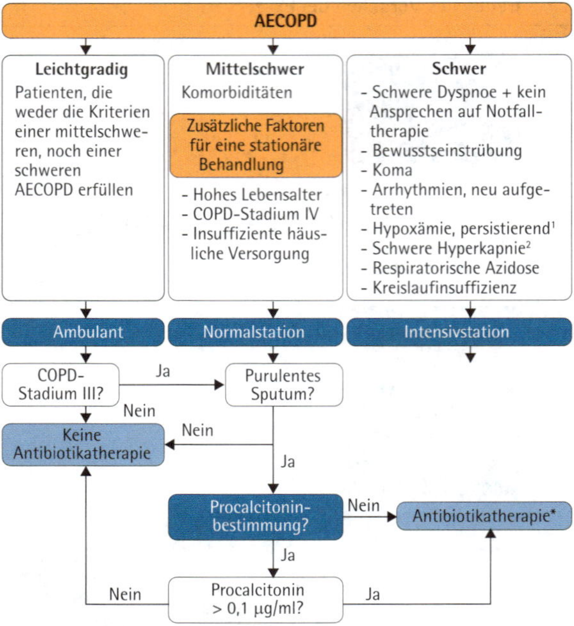

[1] PaO_2 < 50 mmHg trotz Sauerstofftherapie; [2] $PaCO_2$ > 70 mmHg, progredient

* Details zur Antibiotikatherapie → S. 83

$PaCO_2$ = arterieller CO2-Partialdruck; PaO_2 = arterieller Sauerstoffpartialdruck

Modifiziert nach Höffken, G et al.: S3-Leitlinie zu ambulant erworbener Pneumonie und tiefen Atemwegsinfektionen – Update 2009. Pneumologie 2009; 63:e1–e68.

9.4 Ambulante Behandlung

Bronchodilatatoren
Dosis und/oder Häufigkeit der bestehenden Therapie mit einem Bronchodilatator sollte erhöht werden. Zudem empfiehlt es sich, falls bisher noch nicht angewandt, bis zur Besserung der Symptomatik zusätzlich ein Anticholinergikum zu verabreichen.
Glukokortikosteroide
Wenn der Ausgangswert der FEV_1 < 50% des Sollwerts beträgt, ist zusätzlich zum Bronchodilatator die orale Verabreichung von 20–40 mg/d Prednisolon für 10-14 d in Betracht zu ziehen. Dadurch Verkürzung der Exazerbationsphase, Verbesserung der Lungenfunktion und des Gasaustauschs sowie Verhinderung der nächsten frühzeitigen Exazerbation.
Antibiotika
Empfohlen, wenn Patienten mit verstärkten Dyspnoezeichen und Husten auch vermehrtes Sputumvolumen und -purulenz aufweisen, sowie bei schwerer COPD. Bestimmte Faktoren wie Grunderkrankung, vorausgegangene antibiotische Therapie, Alter und lokale Resistenzmuster sind mit einem gehäuften Auftreten bestimmter Erreger bzw. Erregerspektren (v.a. Pseudomonas aeruginosa) assoziiert. Dies sollte bei der Auswahl eines geeigneten Antibiotikums berücksichtigt werden → S. 83. Therapiedauer in der Regel 5-10 d.
FEV_1 = forciertes exspiratorisches Sekundenvolumen

9.5 Stationäre Behandlung

9.5.1 Indikationen

Indikationen für klinische Diagnostik/stationäre Aufnahme bei Exazerbationen

- Deutliche Zunahme der Symptomatik (z.B. plötzliche Ruhedyspnoe)
- Schwere Grunderkrankung
- Auftreten neuer Symptome (z.B. Zyanose, periphere Ödeme)
- Ausbleibende Reaktion auf bereits initial eingeleitete therapeutische Maßnahmen
- Schwere Begleiterkrankungen
- Neu auftretende Arrhythmien
- Älterer Patient/unzureichende häusliche Versorgung

Indikationen für intensivmedizinische Maßnahmen
• Schwere Dyspnoe ohne ausreichende Reaktion auf die initial durchgeführten therapeutischen Maßnahmen • Verwendung der Atemhilfsmuskulatur, paradoxe Atmung • Verwirrtheit, Lethargie, Koma • Persistierende oder sich verschlimmernde Hypoxämie (PaO_2 < 50 mmHg, < 6,7 kPa) trotz Sauerstoffgabe **und/oder** schwere/sich verschlimmernde Hyperkapnie ($PaCO_2$ > 70 mmHg, > 9,3 kPa) **und/oder** schwere zunehmende respiratorische Azidose (pH < 7,35) trotz Sauerstoffgabe und nichtinvasiver Beatmung (NIV) • Notwendigkeit einer invasiven Beatmung • Hämodynamische Instabilität
NIV = nicht invasive Beatmung; $PaCO_2$ = arterieller CO2-Partialdruck; PaO_2 = arterieller Sauerstoffpartialdruck

9.5.2 Therapiealgorithmus

Beurteilung des Schweregrads der Symptome, Blutgasanalyse, Röntgen-Thorax
Bronchodilatatoren
Kurz wirksame inhalative β2-Sympathomimetika sind Mittel der Wahl in der Behandlung der exazerbierten COPD. Wenn nötig, Erhöhung der Dosis bzw. Anwendungshäufigkeit.
Anticholinergikum
Ergänzende Gabe eines Anticholinergikums, wenn nicht umgehend eine Reaktion auf die Verabreichung des β2-Sympathomimetikums erkennbar ist.
Methylxanthine
• Bei schwereren Exazerbationen ergänzende Gabe von Methylxanthinen p.o. oder i.v. in Betracht ziehen. • Überwachung des Serumspiegels zur Vermeidung unerwünschter Nebenwirkungen. • Ohne Theophyllinvorbehandlung, z. B. 0,2–0,5 mg/kg KG/h als kontinuierliche Infusion. • Stellenwert der Theophyllintherapie umstritten, nach akt. Studienlage eher meiden.

Glukokortikosteroide
• Oral oder i.v. als Zusatz zur Gabe von Bronchodilatatoren. • 20–40 mg **Prednisolon** p.o. für 10–14 Tage sind angebracht, i.v. z.B. 4 x 25 mg Prednisolon.
Antibiotika
• Empfohlen, wenn Patienten mit verstärkten Dyspnoezeichen und Husten auch erhöhtes Sputumvolumen und -purulenz aufweisen, sowie bei sehr schwerer COPD und bei Patienten mit notwendiger nichtinvasiver oder invasiver Beatmung. • Risiko für eine klinische Relevanz einer bakteriellen Infektion mit Pseudomonas aeruginosa: - Pulmonale Komorbiditäten (z.B. Bronchiektasen, Mukoviszidose) - Vorbekannte Kolonisation mit P. aeruginosa bei beatmeten Patienten • Faktoren wie Grunderkrankung, vorausgegangene antibiotische Therapie, Patientenalter, lokale Resistenzmuster sind mit einem gehäuften Auftreten bestimmter Erreger bzw. Erregerspektren assoziiert. Dies sollte bei der Auswahl eines geeigneten Antibiotikums Berücksichtigung finden.
Diuretika
Notwendig bei dekompensierter Rechtsherzinsuffizienz (periphere Ödeme und erhöhter Jugularvenendruck, z.B. Furosemid 40 mg i.v. initial mit anschließend angemessen negativer Bilanzierung).
Weitere Maßnahmen
• Kalorienzufuhr mit hochkalorischer Trinknahrung oder i.v., falls aufgrund von Dyspnoe keine adäquate Kalorienzufuhr möglich, insb. bei untergewichtigen/kachektischen COPD-Patienten • Thromboembolieprophylaxe

Behandlung der schweren, aber nicht lebensbedrohlichen COPD-Exazerbation in der Notfallambulanz oder Klinik

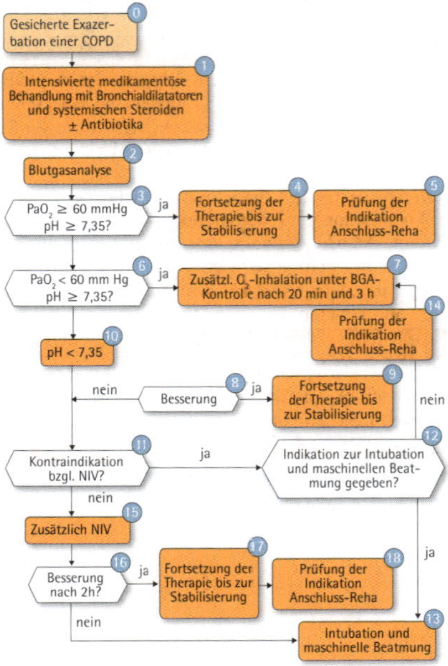

NIV = nichtinvasive Beatmung; PaO_2 = arterieller Sauerstoffpartialdruck

Vogelmeier et al.: Leitlinie der Deutschen Atemwegsliga und der Deutschen Gesellschaft für Pneumologie und Beatmungsmedizin zur Diagnostik und Therapie von Patienten mit chronisch obstruktiver Bronchitis und Lungenemphysem (COPD). Pneumologie 2007; 61; e1-e40. https://www.thieme-connect.com/ejournals/abstract/10.1055/s-2007-959200

9.6 Antibiotikatherapie bei AECOPD

9.6.1 Leichtgradige AECOPD, COPD Stadium III/IV

Leichtgradige AECOPD (ambulante Therapie) und COPD-Stadium III und IV (FEV_1 < 50 % des Solls)			
Antiinfektivum	**Dosierung oral/d**	**Dosierung i.v./d**	**Therapiedauer**
Mittel der Wahl			
Amoxicillin	≥ 70 kg: 3 x 1 g; < 70 kg: 3 x 750 mg		7 d
Alternativen			
Azithromycin	1 x 500 mg		3 d
Clarithromycin	2 x 500 mg 3 d, dann 2 x 250 mg		7 d
Roxithromycin	1 x 300 mg		7 d
Doxycyclin	1 x 200 mg initial, dann ≥ 70 kg: 1 x 200 mg; < 70 kg: 1 x 100 mg		7 d
AECOPD = akute Exazerbation einer chron. Bronchitis; FEV_1 = forciertes exspirator. Sekundenvolumen			
Höffken, G. et al.: S3-Leitlinie CAP. Pneumologie 2009; 63:e1-e68.			

9.6.2 Mittelschwere und schwere AECOPD

Mittelschwere und schwere AECOPD mit Notwendigkeit einer stationären Behandlung ohne Risikofaktoren für (Bronchiektasen, bekannte Kolonisation, Beatmung) oder Nachweis einer Pseudomonas-aeruginosa-Infektion			
Antiinfektivum	**Dosierung oral/d**	**Dosierung i.v./d**	**Therapiedauer**
Amoxicillin + Clavulansäure	≥ 70 kg: 3 x 1 g; < 70 kg: 2 x 1 g		7 d
Sultamicillin	2 x 750 mg		7 d
Ampicillin + Sulbactam		3 x 3 g	7 d
Ceftriaxon		1 x 2 g	7 d
Cefotaxim		3 x 2 g	7 d

Oder			
Levofloxacin	1 x 500 mg	1 x 500 mg	5 d
Moxifloxacin	1 x 400 mg	1 x 400 mg	5 d
AECOPD = akute Exazerbation einer chronischen Bronchitis			
Höffken, G. et al.: S3-Leitlinie CAP. Pneumologie 2009; 63:e1-e68.			

9.6.3 AECOPD mit Risikofaktoren für P. aeruginosa-Infektion

AECOPD mit Risikofaktoren für das Vorliegen einer Pseudomonas-aeruginosa-Infektion (Bronchiektasen, bekannte Kolonisation, Beatmung) oder Pseudomonas-Nachweis

Antiinfektivum	Dosierung oral/d	Dosierung i.v./d	Therapiedauer
Piperacillin/ Tazobactam		3 x 4,5 g	8 d
Cefepim		3 x 2 g	8 d
Ceftazidim*		3 x 2 g	8 d
Imipenem		3 x 1 g	8 d
Meropenem		3 x 1 g	8 d
Oder			
Levofloxacin	2 x 500 mg	2 x 500 mg	8 d
Ciprofloxacin*	2 x 750 mg	3 x 400 mg	8 d
*Ciprofloxacin und Ceftazidim in Kombination mit einer pneumokokkenwirksamen Substanz AECOPD = akute Exazerbation einer chronischen Bronchitis			
Höffken, G. et al.: S3-Leitlinie CAP. Pneumologie 2009; 63:e1-e68.			

9.7 Beatmung

9.7.1 NIV

Nichtinvasive Beatmung mit Masken (NIV)

Evidenz

Bei einer Erfolgsrate > 80% Nachweis einer reduzierten Mortalität und Intubationsrate. Erfolgreich in der Verbesserung der Dyspnoe, Reduktion der Atemarbeit und Reduktion der ventilator-assoziierten Pneumonien (VAP). Messbarer Erfolg durch Reduktion der Atemfrequenz und Verbesserung der respiratorischen Azidose/Hyperkapnie.

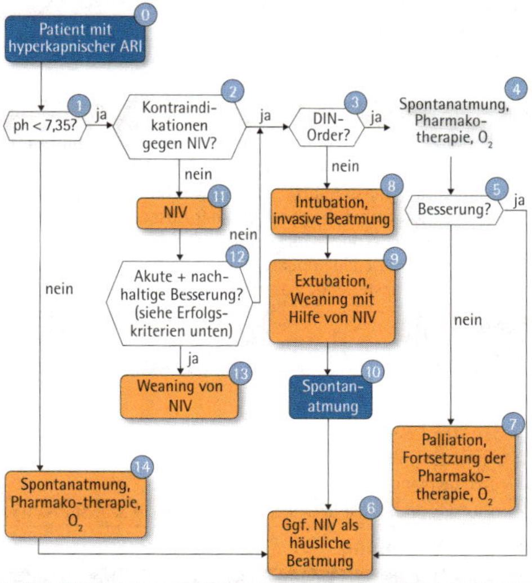

ARI = akute respiratorische Insuffizienz; DIN = do not intubate (Patientenverfügung, nicht zu intubieren); NIV = nicht invasive Beatmung

Schönhofer et al.: Nichtinvasive Beatmung als Therapie der akuten respiratorischen Insuffizienz1 S3-Leitlinie herausgegeben von der Deutschen Gesellschaft für Pneumologie und Beatmungsmedizin. Pneumologie 2008; 62:449–479. https://www.thieme-connect.de/ejournals/abstract/10.1055/s-2008-1038196

Auswahlkriterien

- Mäßige bis schwere Dyspnoe mit Einsatz der Atemhilfsmuskulatur und/oder erschöpfte Atemmuskulatur mit flacher, schneller Atmung („rapid shallow breathing") und/oder ineffektive Atemzüge oder paradoxe Atmung
- pH < 7,35 und $PaCO_2$ > 45 mmHg, > 6 kPa (Atemfrequenz > 25/min)

Absolute Ausschlusskriterien
• Atemstillstand, Schnappatmung • Verlegung der Atemwege • Gastrointestinale Blutung oder Ileus
Relative Ausschlusskriterien
• Kardiovaskuläre Instabilität (Hypotonie, Arrhythmien, Myokardinfarkt) • Somnolenz, beeinträchtigter Geisteszustand und/oder unkooperativer Patient • Hohes Aspirationsrisiko; massenhafte Schleimsekretion oder Produktion viskösen Schleims mit Retention trotz bronchoskopischer Absaugung • Schwere Hypoxämie oder Azidose (pH < 7,1) • Kürzlich erfolgte Gesichtsschädeloperation oder gastroösophagealer Eingriff • Kraniofaziales Trauma, bestehende nasopharyngeale Abnormitäten

Erfolgskriterien
Innerhalb von 1-2 h
• Abnahme der Atemnot • Verbesserte Vigilanz • Reduktion der Atemfrequenz • Abfall $PaCO_2$, Anstieg pH, SaO_2 > 85% • Abnahme einer Tachykardie
$PaCO_2$ = arterieller Kohlenstoffdioxidpartialdruck; SaO_2 = arterielle Sauerstoffsättigung

9.7.2 Invasive Beatmung

Invasive Beatmung (nach Intubation oder über Trachealkanülen)
Indikationen
• Schwere Dyspnoe mit Nutzung der Atemhilfsmuskeln und paradoxer Atmung und • Versagen der NIV oder • NIV-Ausschlusskriterien oder • NIV-Versagen, nach 1 bis 2-stündiger Therapie, wenn Folgendes festzustellen ist: - Keine Abnahme der Dyspnoe - Keine Verbesserung der VigilanzKeine Abnahme der Atemfrequenz (> 35/min, höher als bei Aufnahme) - Keine Abnahme des $PaCO_2$

- Kein Anstieg des pH (< 7,3 und/oder Abfall unter Therapie) - Keine Zunahme der SaO_2 auf ≥ 85 % - Keine Abnahme der Herzfrequenz
Beachte Der Wille des Patienten (z.B. Patientenverfügung) ist vor invasiven Maßnahmen möglichst zu prüfen, da im Fall einer endgradigen COPD das Weaning erschwert sein kann.
Primär invasive Beatmung (v.a. in NIV unerfahrenen Zentren)
• Lebensbedrohliche Hypoxie (PaO_2 < 40 mmHg, < 5,3 kPa oder PaO_2/FIO_2 < 200) • pH < 7,25 und $PaCO_2$ > 70 mmHg, > 9,2 kPa, Atemfrequenz > 35/min • Atemstillstand • Kardiovaskuläre Komplikationen (Hypotension, Schock, RR syst < 70 mmHg, HF < 50/min, Herz-Kreislauf-Stillstand) • Andere Komplikationen (metabolische Entgleisungen, Sepsis, Pneumonie, ARDS, Lungenembolie, Barotraumen, massiver Pleuraerguss)
Flankierende Maßnahmen
• Verabreichung von Flüssigkeit (Flüssigkeitsbilanzierung!) • Hochkalorische Ernährung bei Kachexie • Thromboseprophylaxe mit niedermolekularem Heparin bei immobilisierten, dehydrierten oder polyzythämischen Patienten mit oder ohne anamnestisch bekannter Thromboembolie • Sputumclearance durch Abhusten und forcierte Exspiration, (bronchoskopische) Absaugung und ggf. „Cough-Assist" • Physiotherapie, z.B. Klopfmassage des Brustkorbs und Lagerungsdrainage, kann sich bei Patienten mit > 25 ml Sputum/d oder Lappenatelektasen vorteilhaft auswirken; frühzeitige Mobilisation des Patienten
ARDS = acute respiratory distress syndrome (akutes Atemnotsyndrom des Erwachsenen); FIO_2 = inspiratorische Sauerstoffkonzentration; HF = Herzfrequenz; NIV = nicht invasive Beatmung; $PaCO_2$ = arterieller Kohlenstoffdioxidpartialdruck; PaO_2 = arterieller Sauerstoffpartialdruck; RR = Blutdruck nach Riva-Rocci; SaO_2 = arterielle Sauerstoffsättigung

9.8 Entlassungskriterien, Wiedervorstellung

9.8.1 Entlassungskriterien nach durchgemachter Exazerbation

- Die Inhalation von β_2-Sympathomimetika ist nicht häufiger als alle 4 Stunden erforderlich.
- Der Patient ist in der Lage, im Raum umherzugehen (vorausgesetzt, er war vorher

gehfähig).

- Der Patient kann essen und schlafen, ohne durch Dyspnoeattacken aufgeweckt zu werden.
- Der Patient war während der vergangenen 12–24 Stunden klinisch stabil.
- Stabile arterielle Blutgase in den letzten 12–24 Stunden.
- Der Patient (oder eine Betreuungsperson zu Hause) ist vertraut mit der korrekten Medikamentenverabreichung.
- Nachbetreuung und häusliche Versorgung sind geregelt (z. B. ambulante Pflege, Sauerstoffversorgung, Bereitstellung von Mahlzeiten).
- Patient, Familie und Arzt sind zuversichtlich, dass der Patient die Situation beherrscht.

Beurteilung bei Wiedervorstellung 4–6 Wochen nach Klinikentlassung

- Fähigkeit, den Anforderungen des täglichen Lebens gewachsen zu sein
- Kontrolle der FEV_1
- Erneute Beurteilung der Inhalationstechnik
- Sicherheit bei der Durchführung des Therapieregimes
- Notwendigkeit einer Langzeitsauerstofftherapie und/oder eines Inhalators (Patienten mit sehr schwerer COPD)

FEV_1 = forciertes exspiratorisches Sekundenvolumen

10 Rehabilitation

10.1 Überblick

Therapieziel ist eine Reduktion der Symptome mit Verbesserung der Lebensqualität und Erhöhung der Leistungsfähigkeit sowie der physischen und emotionalen Alltagsstabilität in einem ambulanten oder stationären Setting. In allen Krankheitsstadien profitieren die Patienten von den körperlichen Trainingsprogrammen nahe der anaeroben Schwelle durch Steigerung der Belastungstoleranz hinsichtlich Dyspnoe und Erschöpfungszuständen. Je länger und konsequenter die Übungen durchgeführt werden, umso größer ist ihre Effektivität. Neben den Komponenten der nichtmedikamentösen Therapie der COPD kann während einer Rehabilitationsmaßnahme die Hilfsmittelversorgung, psychosoziale Versorgung und sozialmedizinische Begutachtung erfolgen.

Evidenzbasierte Effektivität der Rehabilitation bei COPD

- Verbesserte Leistungsfähigkeit
- Verringerte Dyspnoe
- Gesteigerte Lebensqualität
- Verringerte stationäre Einweisungsrate und stationäre Behandlungstage
- Verringerte Ängstlichkeit und Depression im Zusammenhang mit COPD
- Verbesserte Überlebensrate
- Verbesserte Kraft und Ausdauer der Armmuskulatur bei speziellem Training
- Nutzen für das Training der Atemmuskulatur

10.2 Algorithmus

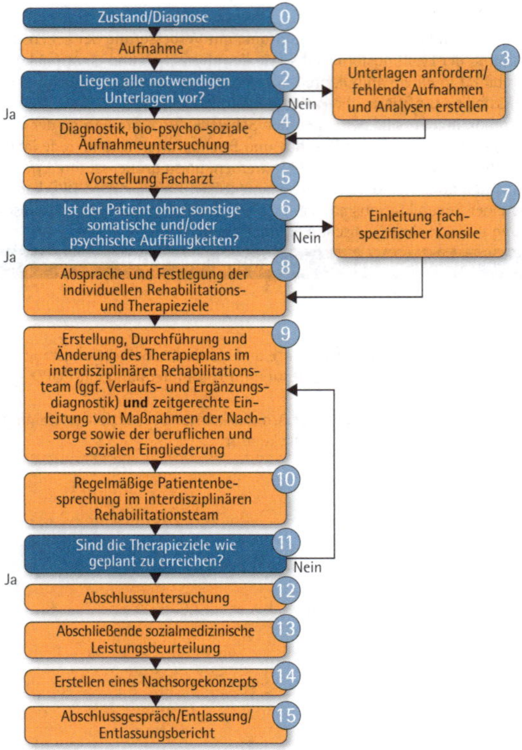

Fischer et al.: Rehabilitation von Patienten mit Chronisch Obstruktiver Lungenerkrankung (COPD). S2 Leitlinie der Deutschen Gesellschaft für Pneumologie und Beatmungsmedizin (DGP) und der Deutschen Gesellschaft für Rehabilitationswissenschaften (DGRW). Pneumologie 2007; 61:233-248. https://www.thieme-connect.com/ejournals/abstract/10.1055/s-2007-959196

10.3 Therapieziele

Funktionale Therapieziele

- Verlängerung Gehstrecke
- Verbesserung der Fähigkeit, Treppen zu steigen
- Verbesserung Hypersomnie
- Verbesserung Selbstversorgung
- Verbesserung Reisefähigkeit
- Verbesserung der Fähigkeit zur Ausübung sportlicher Aktivitäten

Somatische Therapieziele

- Verbesserung der Atemnot/Reduktion des Hustens
- Verbesserung der Atempumpe
- Verbesserung Ventilationsstörungen
- Reduktion Auswurf/Verbesserung Sekretmobilisation
- Verbesserung der nächtlichen Symptomatik/Schlafstörungen
- Verbesserung der kardiopulmonalen Leistungsfähigkeit
- Verminderung der bronchialen Hyperreagibilität
- Reduktion der Exazerbationshäufigkeit
- Besserung der respiratorischen Insuffizienz
- Gewichtsnormalisierung

Psychosoziale Therapieziele

- Verminderung der Ängstlichkeit
- Verminderung der Depressivität
- Optimierung der Krankheitsbewältigung
- Verbesserung des Selbstwertgefühls
- Verbesserung der beruflichen Integration
- Verbesserung der sozialen Integration

Edukative Therapieziele

- Raucherentwöhnung
- Verbesserung des Informationsstands über die Krankheit
- Beherrschung von Notfallstrategien
- Beherrschung von Techniken und Systemen zur Selbstkontrolle
- Beherrschung von Techniken und Systemen zur Stressbewältigung
- Beherrschung von speziellen therapeutischen Techniken

Fischer et al.: Rehabilitation von Patienten mit Chronisch Obstruktiver Lungenerkrankung (COPD). S2 Leitlinie der Deutschen Gesellschaft für Pneumologie und Beatmungsmedizin (DGP) und der Deutschen Gesellschaft für Rehabilitationswissenschaften (DGRW). Pneumologie 2007; 61:233-248. https://www.thieme-connect.com/ejournals/abstract/10.1055/s-2007-959196

11 Komplikationen

11.1 Bronchiektasien

11.1.1 Definition

Irreversible Erweiterung von Bronchien und/oder Bronchiolen als Folge der Zerstörung der Bronchialwand (narbige Zerstörung der elastischen und muskulären Anteile). Oftmals nicht diagnostiziert: Personen mit chronischem Auswurf gelten als Patienten mit chronischer Bronchitis.

11.1.2 Klassifizierung

Zylindrisch

Dilatierte Bronchialwände; leichtere Form der Bronchiektasie; oft beidseitig, im dorsobasalen Unterlappen lokalisiert.

Sackförmig

Vollständige Zerstörung der Bronchialwände; normales Gewebe ist durch fibrotischen Umbau ersetzt; schwerwiegendste Form der Bronchiektasie; oftmals zentral, aber auch diffus.

11.1.3 Ätiologie

- Chronische (rezidivierende) Infektionen, verstärkt bei chronischer Immundefizienz
- Kartagener-Syndrom (Bronchiektasen, Sinusitis, Dextrokardie): unbewegliche Zilien (ziliäre Dyskinesie)
- Assoziiert mit zystischer Fibrose, Lungentuberkulose, COPD, α1-Antitrypsinmangel, zentraler bronchialer Obstruktion (Tumor, ausgedehnte hiläre Lymphknotenpakete), allergischer bronchopulmonaler Aspergillose (ABPA), Fremdkörperaspiration
- 30–50% der Bronchiektasen sind idiopathisch.

11.1.4 Pathophysiologie

- Durch die Zerstörung der Bronchialwand kommt es zu einer Beeinträchtigung der mukoziliären Beweglichkeit mit konsekutiver Anhäufung großer Mengen foetiden Sekrets. Der Sekretstau begünstigt Infekte und Entzündungen. Chronische bakterielle Kolonisationen selbst können im Rahmen von Infektexazerbationen zu einer Zerstörung des Knorpel- und Bindegewebes beitragen.
- Kleine Bronchien und Bronchiolen distal der befallenen Regionen werden durch Sekret verlegt. Dies führt zu: (1) Überblähung der distalen Alveolen durch ↓ exspiratorischen Luftausstoß und/oder (2) Atelektasen oder Konsolidierung.

11.1.5 Klinische Manifestation

- Produktiver chronischer Husten mit großen Mengen purulenten Sekrets
- Rezidivierende Infektionen, v.a. bei COPD gehäufte Infektexazerbationen.
- Dyspnoe, Hämoptysen, auskultatorisch inspiratorische mittel- bis grobblasige RGs, exspiratorisches Giemen und Brummen, Trommelschlegelfinger
- Hypoxämie/Hyperkapnie, wenn große Bereiche betroffen sind
- Dreischichtiges Sputum: wässrig-schaumige Oberschicht, serös-schleimige Mittelschicht und eitriger Bodensatz, der Abszessmaterial enthalten kann
- Lungenfunktion = ↓ FVC, ↓ FEV_1, ↑ RV

11.1.6 Komplikationen

- Hirnabszess, Amyloidose
- Respiratorische Insuffizienz, Cor pulmonale
- Hämoptoe
- Aspergillom
- Mycobacterium-avium-complex-Infektion

11.1.7 Diagnose

Röntgenaufnahme des Thorax
Parallele Streifenzeichnung, erweiterte und verdickte Luftwege (Straßenbahngleise), unregelmäßig, periphere Verdichtungen (Zeichen von eitrig-schleimigen Plaques).

CT
Direkte Darstellung und Lokalisation irregulärer Bronchuserweiterungen, z.T. mit Sekret gefüllt, mit benachbarten Parenchymdestruktionen; Schichtdicke 1–2 mm; CT hat die Bronchographie als diagnostische Standardmethode ersetzt.

11.1.8 Therapie

- **Spezifische Behandlung** der zur Bronchiektasie führenden **Grunderkrankung**
- **Therapie der Infektion:** Antibiotika zur Prophylaxe und Kontrolle rezidivierender Infektionen, in der frühen Krankheitsphase gegen Streptococcus pneumoniae und Haemophilus und später mit gramnegativem Spektrum, besonders Pseudomonas. Außerdem kommen zunehmend Antibiotika als Aerosole zum Einsatz (z.B. Gentamycin, Tobramycin). Trotz guter Studienlage sind inhalative Antibiotika derzeit nur für die Cystische Fibrose zugelassen (CF), der Einsatz bei Non-CF-Bronchiektasen ist noch "off label".
- **Bronchial-Hygiene** mit Atem- und Physiotherapie: thorakale Klopfmassage, Inhalationstherapie mit Aerosolen, gezielte Lagerungsdrainage
- Behandlung einer **Atemwegsobstruktion**

- Behandlung einer **chronischen Inflammation:** trotz ermutigender Studienergebnisse besteht noch keine generelle Empfehlung für den chronischen Einsatz von Makrolidantibiotika. Bei rascher Krankheitsprogredienz, chronischer Bakterienkolonisation und häufigen Exazerbationen ist der Makrolideinsatz zu erwägen; orale Steroide bei ABPA
- **O2** bei Hypoxämie
- **Operative Intervention,** wenn Bronchiektasie auf einen Lappen begrenzt ist oder palliativ (rezidivierende Hämoptoe, komplikative Aspergillome)
- Pneumokokken- und Influenza-**Impfung**

Quelle: Rademacher, J., Ringshausen, F.C.: Non-CF-Bronchiektasen mit Fokus auf die allergische bronchopulmonale Aspergillose. Pneumologie 2013; 67: 40-49

11.2 Cor pulmonale

11.2.1 Beschreibung

Rechtsventrikuläre Hypertrophie und/oder Dilatation durch chronische pulmonale Hypertonie (Widerstandserhöhung im kleinen Kreislauf), induziert durch chronisch alveoläre Hypoxie, pulmonalvaskuläre- oder lungenstrukturelle Veränderungen. Sekundäre rechtsventrikuläre Belastung und Rechtsherzinsuffizienz infolge einer Linksherzinsuffizienz und Vitien werden nicht als Cor pulmonale bezeichnet.

Im Fall der COPD führt eine chronische Hypoxie zur Vasokonstriktion pulmonaler Kapillaren (Euler-Liljestrand-Reflex) und Remodelling/Obliteration der Gefäße. Dies und die Reduktion des Gesamtquerschnitts der pulmonal-arteriellen Gefäße (durch Destruktion v.a. beim Emphysem) führen zur pulmonalen Hypertonie. Der erhöhte pulmonalvaskuläre Widerstand zieht mit der Zeit eine rechtsventrikuläre Hypertrophie nach sich.

11.2.2 Klinische Symptome

- Periphere Ödeme
- Hepatomegalie (Stauungsleber): kann Abdominalschmerzen verursachen
- Halsvenenstauung
- Trikuspidalinsuffizienz
- Polyglobulie (Folge der chronischen Hypoxämie), Zyanose

11.2.3 Diagnose

- **Lungenfunktion:** Wichtig zur Differenzierung der Ätiologie der pulmonalen Hypertonie: obstruktive Ventilationsstörung und/oder Überblähung bei COPD, Restriktion z.B bei Lungenfibrose

- **Röntgen-Thorax:** Anzeichen von pulmonaler Hypertonie: Kardiomegalie durch vergrößerten rechten Ventrikel und erweiterte Hilusgefäße
- **EKG**: Sinustachykardie, Rechtshypertrophiezeichen, p-pulmonale; unspezifisch
- **Echo-Doppler-Untersuchung** von Herz und Lungenkreislauf: hypertrophierte und dilatierte rechte Herzhöhlen, Trikuspidalinsuffizienz, PAP_S ↑; wichtig in der Primärdiagnostik einer pulmonalen Hypertonie
- **Rechtsherzkatheterisierung:** Goldstandard zur Diagnosesicherung einer pulmonalen Hypertonie und Differenzierung einer prä- oder postkapillären Genese. Bei gesicherter COPD untergeordnete Bedeutung.

11.2.4 Therapie

- **Ziel:** Bestmögliche Behandlung der zugrunde liegenden Lungenkrankheit, bei COPD v.a. stadiengerechte inhalative antiobstruktive Therapie.
- Langzeit-Sauerstofftherapie (LTOT) nach entsprechenden Leitlinien → S. 84: Reduziert hypoxische pulmonale Vasokonstriktion (↓ peripherer Widerstand), wodurch der pulmonal arterielle Druck gesenkt wird, was zu verbesserter rechtsventrikulärer Funktion führt. Durch Sauerstoff ist eine pulmonale Hypertonie anfangs reversibel, nach Remodelling des Gefäßbettes oft nicht mehr.
- Diuretika können zur Kontrolle von peripheren Ödemen beitragen und müssen in der Akuttherapie des dekompensierten Cor Pulmonale eingesetzt werden.
- Orale Antikoagulation für pulmonalarterielle Hypertonie und chronisch thromboembolische pulmonale Hypertonie empfohlen , nicht für eine pulmonale Hypertonie Klasse 3 nach Dana Point (z.B. COPD oder Lungenfibrose).
- Keine Therapieempfehlung für Prostacyclinderivate, Endothelinrezeptorantagonisten und Phosphodiesterase-5-Inhibitoren bei einer pulmonalen Hypertonie aufgrund einer COPD.
- (Herz-) Lungentransplantation im Rahmen einer individuellen Indikation aufgrund der entsprechenden Lungenerkrankung (s.o.)

11.2.5 Prognose

- Rezidivierende Dekompensationen einer Rechtsherzinsuffizienz verschlechtern die Prognose; mittlere Lebenserwartung nach Erstdiagnose eines Cor pulmonale 18–36 Monate, je nach Lungengrunderkrankung.

12 Prognose

12.1 BODE-Index

Der BODE-Index umfasst eine Skala von 1–10. Die Punkte werden dabei addiert, wobei eine höhere Zahl immer mit einem höheren Mortalitätsrisiko korreliert. In der höchsten Quartile des BODE-Index (7–10) beträgt die Sterberate nach 52 Monaten 80%, verglichen mit ~ 40% in der dritten Quartile (5–6), ~ 30% in der zweiten Quartile (3–4) und ~ 20% in der ersten Quartile (0–2).

BODE-Index: Variablen	Punkte nach BODE-Index			
	1	2	3	4
B = Body Mass Index (BMI)	> 21	≤ 21		
O = Obstruktion (FEV_1 [%] zu erreichen)	≥ 65	50–64	36–49	≤ 35
D = Dyspnoe (MMRC-Dyspnoe-Skala)	0–1	2	3	4
E = Exercise Capacity (6-min-Gehtest [m])	≥ 350	250–349	150–249	≤ 149

FEV_1 = forciertes exspiratorisches Sekundenvolumen; MMRC = Modified Medical Research Council

Celli, B R et al.: The Body-Mass Index, Airflow Obstruction, Dyspnea, and Exercise Capacity Index in Chronic Obstructive Pulmonary Disease. NEJM 2004, 350;10, 1005–1012

Prognostisch ungünstig neben den Faktoren des BODE-Index

- Komorbiditäten (z.B. kardiovaskuläre Erkrankungen, Depression)
- Häufigkeit der Exazerbationen

13 Medikamente im Detail

13.1 Sekreto- und Mukolytika

Wm/Wi (ACC): Spaltung von Disulfidbrücken der Schleimproteine ⇒ Sputumviskosität ↓; **Wm/Wi** (Ambroxol, Bromhexin): Schleimproduktion ↑ ⇒ Sputumviskosität ↓; **Wm** (Tyloxapol): Oberflächenspannung u. Mucusviskosität ↓; **UW** (ACC): keine sehr häufigen bzw. häufigen UW; **UW** (Ambroxol): i.v.: Tachykardie, Palpitationen, Übelkeit, Erbrechen; p.o.: Übelkeit; **UW** (Bromhexin): keine sehr häufigen bzw. häufigen UW; **UW** (Tyloxapol): Überempfindlichkeitsreaktion, Übelkeit, initialer Hustenreiz; **KI** (ACC, Bromhexin): bek. Überempfindlichkeit; **KI** (Tyloxapol): Lungenödem, Flüssigkeitsansammlung in der Lunge, Sekretstau durch Strg. des Abtransportes des Schleims aus der Lunge, SS/SZ

Acetylcystein (ACC) OTC/Rp	HWZ 2h, Qo 0.7, PRC B, Lact ?
ACC HEXAL *Tbl. 100, 200, 600mg; Brausetbl. 100, 200, 600mg; Gran. 100, 200mg; Saft (5ml = 100mg); Amp. 300mg/3ml* **Acemuc akut** *Brausetbl. 200, 600mg;* **Acetyst** *Brausetbl. 600mg; Trockensaft (5ml = 100mg)* **Fluimucil** *Tbl. 200mg; Brausetbl. 100, 200, 600mg; Gran. 200mg; Saft (5ml = 100mg); Amp. 300mg/3ml, 5g/25ml* **Myxofat** *Brausetbl. 200, 600mg; Amp. 300mg/3ml* **NAC-ratioph.** *Tbl. 200mg; Brausetbl. 100, 200, 600mg; Gran. 100, 200, 400, 600mg; Trockensaft (5ml = 100mg); Amp. 300mg/3ml*	**Erkältungsbedingte Bronchitis:** 600mg/d in 1-3ED; **Ki. 6-14J:** 3-4 x 100mg p.o.; **Akute/ chronische bronchopulmonale Erkrankung:** 2-3 x 200-300mg p.o.; 1 x 600mg p.o.; 1-2 x 300mg i.v.; **Ki. < 2J:** 2-3 x 50mg p.o.; **2-5J:** 2-3 x 100mg p.o.; **6-14J:** 3-4 x 100mg p.o.; **Mukoviszidose: Ki. < 2J:** 3 x 50mg p.o.; **2-6J:** 4 x 100mg p.o.; **> 6J:** 3 x 200mg p.o.; **Paracetamolintoxikation:** ini 150mg/kg über 15min i.v., dann 50mg/kg über 4h i.v., dann 100mg/kg über 16h i.v.; **DANI** nicht erforderlich

Ambroxol OTC/Rp	HWZ 9h, Qo 0.9, PPB 85%
AmbroHEXAL, Ambroxol-ratioph. *Tbl. 30, 60mg; Kps. 75 (ret.)mg; Gtt. (20Gtt. = 7.5, 15mg); Saft (5ml = 15, 30mg); Amp. 15mg/2ml* **Expit** *Saft (5ml = 15mg)* **Lindoxyl K** *Supp. 15mg* **Mucosolvan** *Tbl. 30, 60mg; Brausetbl. 60mg; Lutschtbl. 15mg; Kps. 75(ret.)mg; Gtt. (20Gtt. = 15mg); Saft (5ml = 30mg); Inh.Lsg. (1ml = 7.5mg); Amp. 15mg/2ml; Inf.Lsg. 1g/50ml*	**Akute/chronische bronchopulmonale Erkrankung:** ini 2-3 x 30mg p.o., nach 3d 2 x 30mg od. 3 x 15mg; 1 x 75mg (ret.) p.o.; 2-3 x 15-30mg i.v.; 1-2 x 2-3ml inhalieren; **Ki. < 2J:** 2 x 7.5mg p.o./i.v.; **2-5J:** 3 x 7.5mg p.o./i.v.; **6-12J:** 3 x 15mg p.o./i.v.; **Atelektasenpro. Intensivpatient:** 1 x 1g über 3-4h i.v.; **Atemnotsyndrom FG- u. NG:** 30mg/kg/d in 4ED i.v.

Bromhexin OTC	HWZ 1h
Bisolvon *Tbl. 8mg; Saft (5ml = 8mg)* **Bromhexin Berlin Chemie** *Tbl. 8mg, Gtt. (1ml = 12mg)* **Bromhexin KM** *Tbl. 12mg; Gtt. (1ml = 8, 12mg); Saft (10ml = 8mg)*	**Akute/chronische bronchopulmonale Erkrankung:** 3 x 8-16mg p.o.; **Ki. 3-6J:** 3 x 4mg p.o.; **6-14J:** 3 x 8mg p.o.

Tyloxapol OTC	
Tacholiquin *Inh.Lsg. 0.1%, 1%*	**Entzündungen/akute/chron. Reizzustände d. Atemwege:** 3-5 x 5ml d. 1%-Lsg. inhalieren; bei Dauerinh. 0.1%- od. 1%-Lsg. verwenden

13.2 Bronchodilatatoren

13.2.1 Methylxanthine

Wm: Hemmung der intrazellulären Phosphodiesterase ⇒ cAMP↑; **Wi:** Bronchospasmolyse, zentrale Atemstimulation, positiv ino-, chronotrop, Vasodilatation (Ausnahme Hirngefäße), Diurese↑; **UW** (Aminophyllin, Theophyllin): Tachykardie, Arrhythmie, Palpitationen, RR↓, Magen-Darm-Beschwerden, Übelkeit, Erbrechen, Diarrhoe, Hypokaliämie, Hyperkalziämie, Hyperglykämie, Hyperurikämie, Kopfschmerzen, Erregungszustände, Tremor, Unruhe, Schlaflosigkeit, Schwindel, Krampfanfälle, verstärkte Diurese, Krea↑; **KI** (Aminophyllin, Theophyllin): bekannte Überempfindlichkeit, frischer Herzinfarkt, akute tachykarde Arrhythmien

Aminophyllin Rp	HWZ 6h, Qo 0.8, PRC C, Lact ?
Aminophyllin 125 *Tbl. 125mg*	**Asthma bronchiale, COPD:** 11-13mg/kg p.o. in 3-4 ED; **Ki. 6-8J:** 24mg/kg/d; **8-12J:** 20mg/kg/d; **12-16J:** 18mg/kg/d; Dosisanpassung an Serumspiegel

Theophyllin Rp	HWZ (5-10)h, Qo 0.8, ther. Serumspiegel: 8-20mg/l
Bronchoparat *Amp. 200mg/10ml* **Bronchoretard** *Kps. 100(ret.), 200(ret.), 350(ret.), 500(ret.)mg* **Euphylong** *Kps. 125(ret.), 200(ret.), 250(ret.), 300(ret.), 375(ret.), 500(ret.)mg; Amp. 200mg/10ml* **Solosin** *Tbl. 135(ret.), 270(ret.)mg; Gtt. (24Gtt. = 104mg); Amp. 624mg/15ml* **Theophyllin-ratioph.** *Kps. 125(ret.), 250(ret.), 375(ret.), 500(ret.)mg* **Uniphyllin** *300(ret.), 400(ret.), 600(ret.)mg*	**Asthma bronchiale, COPD:** 11-13mg/kg/d p.o. in 2ED; **Ki. 1-8J:** 24mg/kg/d p.o.; **8-12J:** 20mg/kg/d p.o.; **12-16J:** 18mg/kg/d p.o.; Dosisanpassung an Theophyllinserumspiegel; **akute Bronchokonstriktion:** ohne Theophyllinvorbehandlung: 4-5mg/kg über 20min i.v.; mit Theophyllinvorbehandlung: 2-2.5mg/kg über 20min i.v.; Erh.Dos. 9.5mg/kg/d i.v.; Raucher: 15mg/kg/d i.v.; > 60J: 5.5mg/kg/d i.v.; **Ki. 6M-9J:** 19mg/kg/d i.v.; **9-16J:** 15mg/kg/d i.v.; Dosisanpassung an Theophyllin-Serumspiegel; **DANI** nicht erforderlich

13.2.2 Inhalative Beta-2-Sympathomimetika

Wm/Wi (alle): Stimulation der Beta-2-Rezeptoren ⇒ Erschlaffung der Bronchialmuskulatur, Anregung der mukoziliären Clearance; **Wi** (Fenoterol): pos. ino-/chronotrop, Relaxation der Uterusmuskulatur; **Wm/Wi** (Formoterol, Salmeterol): lang wirksame Beta-2-Sympathomimetika, nicht zur Ther. d. akuten Asthma-Anfalls geeignet!; **UW** (Fenoterol): Tremor, Schwindel, Husten, Übelkeit, Schwitzen; **UW** (Formoterol): Kopfschmerzen, Tremor, Palpitationen; **UW** (Indacaterol): Nasopharyngitis, Infektion der oberen Atemwege, Sinusitis, Diabetes mellitus, Hyperglykämie, Kopfschmerzen, Schwindel, ischämische Herzerkrankung, Palpitationen, Husten, pharyngolaryngealer Schmerz, Rhinorrhoe, Atemwegsobstruktion, Muskelspasmus, periphere Ödeme; **UW** (Salbutamol): Tremor, Übelkeit, Kopfschmerzen, Schwindel, Palpitationen, Tachykardie, Arrhythmie, Urtikaria, Myalgien, Schlafstrg., K^+ ↓; **UW** (Salmeterol): Tremor, Kopfschmerzen, Palpitationen, Muskelkrämpfe; **KI** (alle): bekannte Überempfindlichkeit; **KI** (Fenoterol): HOCM, tachykarde Arrhythmien; **KI** (Terbutalin): Hyperthyreose, Thyreotoxikose, Tachykardie, idiopathische hypertrophe subvalvuläre Aortenstenose, Phäochromozytom

Fenoterol Rp	HWZ 3.2h, Qo 0.85
Berotec N *DA 100µg/Hub*	**Asthma bronchiale, COPD (akute Atemnot): Erw., Ki. ab 6J:** 100µg, evtl. Wdh. nach 5min; **Ki. 4-6J:** 100µg ED; **Dauerther.:** 3-4 x 100-200µg, max. 800µg/d; **4-6J:** 4 x 100µg

Formoterol Rp	HWZ 2-3h, Qo 0.9
Foradil P *Inh.Kps. 12µg/Hub; DA 12µg/Hub* **Forair** *DA 12µg/Hub* **Formoterol-ratioph.** *Inh.Kps. 12µg* **Formatris** *Novolizer 6, 12µg/Hub* **Formotop** *Novolizer 6, 12µg/Hub* **Oxis** *Turbohaler 6, 12µg/Hub*	**Asthma bronchiale, COPD: Erw., Jgdl. ab 12J:** 1-2 x 6-12µg, max. 2 x 24µg/d; **Ki. > 6J:** 1-2 x 12µg/d, max. 24µg/d Forair: **Asthma bronchiale: Erw., Jgdl. > 12J:** 2 x 12µg, max. 48µg/d; **Ki. 5-11J:** nicht anw. (mang. Daten); **COPD: Erw. > 18J:** 2 x 12µg; **< 18J:** nicht angezeigt

Indacaterol Rp	HWZ 40-52h, PPB 95%
Hirobriz *Inh.Kps. 150, 300µg* **Onbrez** *Inh.Kps. 150, 300µg*	**COPD:** 1 x 150-300µg, max. 300µg/d; **DANI** nicht erforderlich; **DALI** leichte bis mittelschwere LI: nicht erforderlich; schwere LI: keine Daten

Salbutamol Rp	HWZ 2.7-5h, Qo 0.7, PPB 10%
Apsomol N *DA 0.1mg/Hub* **Broncho** *Inh.Lsg. (1ml = 5mg)* **Bronchospray** *DA u. Autohaler 0.1mg/Hub* **Epaq** *DA 0.1mg/Hub* **SalbuHEXAL** *Easyhaler 0.1, 0.2mg/Hub; DA 0.1mg/Hub; Fert.Inh.Lsg. 1.25mg/2.5ml; Inh.Lsg. (1ml = 5mg)*	**Asthma bronchiale, COPD (akute Atemnot):** 0.1-0.2mg; **Ki. < 12J:** 0.1mg; **Dauertherapie:** 3-4 x 0.1-0.2mg, max. 1.0mg/d; **Ki. < 12J:** 3-4 x 0.1mg, max. 0.4mg/d; Inh.Lsg.: 3-4 x 1.25-2.5mg über Vernebler

Salbulair N *DA 0.1mg/Hub; Autohaler 0.1mg/Hub* **Salbutamol-ratioph.** *DA 0.1mg/Hub; Fert. Inh.Lsg.1.25mg/2.5ml; Inh.Lsg. (1ml = 5mg)* **Sultanol** *DA 0.12mg/Hub; Fert.Inh.Lsg. 1.25mg/2.5ml; 2.5mg/2.5ml; Inh.Lsg. (1ml = 5mg)* **Ventilastin** *Novolizer 0.1mg/Hub*	
Salmeterol Rp	HWZ 5.5h, PRC C, Lact ?
Serevent *DA 0.025mg; Diskus 0.05mg/Hub* **Salmeterol HEXAL** *DA 0.025mg*	**Asthma bronchiale, COPD Dauertherapie:** 2 x 0.025-0.1mg, max. 0.2mg/d; **Ki. ab 4J:** 2 x 0.05mg
Terbutalin Rp	HWZ 3-4h, Qo 0.4, PPB 25%, PRC B, Lact +
Aerodur *Turbohaler 0.5mg/Hub* **Bricanyl** *Turbohaler 0.5mg/Hub*	**Asthma bronchiale, COPD (akute Atemnot): Erw., Ki. ab 5J:** 0.5mg, evtl. Wdh. nach 5min; **Dauertherapie:** 3 x 0.5mg, max. 6mg/d; < **12J:** max. 4mg/d

13.2.3 Systemische Beta-2-Sympathomimetika

Wm: Stimulation der Beta-2-Rezeptoren; **Wi:** Erschlaffung der Bronchialmuskulatur, Anregung der mukoziliären Clearance, antiallergisch; **UW** (Bambuterol): Urtikaria, Exanthem, Palpitationen, Überempfindlichkeitsreaktionen, Verhaltensstörungen, Schlafstörungen, Tremor, Kopfschmerzen, Muskelkrämpfe; **UW** (Reproterol): Kopfschmerzen, Unruhe, Tremor, Palpitationen, Muskelkrämpfe; **UW** (Terbutalin): Tremor, Palpitationen, Kopfschmerzen, Muskelkrämpfe, Tachykardie, Hypokaliämie, Urtikaria, Exantheme; **KI** (Bambuterol): bek. Überempfindlichkeit, frischer Herzinfarkt, Tachykardie, subvalvuläre Aortenstenose; **KI** (Clenbuterol): bek. Überempfindlichkeit, schwere Hyperthyreose, tachykarde Arrhythmien, HOCM; **KI** (Reproterol): bek. Überempfindlichkeit, schwere Hyperthyreose, HOCM, Phäochromozytom; **KI** (Terbutalin): bekannte Überempfindlichkeit, Tachykardie, Hyperthyreose, Phäochromozytom, idiopathische subvalvuläre Aortenstenose

Bambuterol Rp	HWZ 13(22)h, Qo 0.45
Bambec *Tbl. 10mg*	**Asthma bronchiale, COPD:** ini 1x 10mg p.o. z.N., nach 1-2W evtl. 1 x 20mg; **Ki. 2-6J:** 1 x 10mg p.o.; **6-12J:** s. Erw.; **DANI** GFR < 60: 50%
Reproterol Rp	HWZ 1.5h
Bronchospasmin *Amp. 0.09mg/1ml*	**Bronchospastischer Anfall, Status asthmaticus:** 0.09mg langsam i.v.; Dauerinfusion: 18-90µg/h i.v.; **Ki.:** 1.2µg/kg langsam i.v.; Dauerinfusion: 0.2µg/kg über 36-48h

Terbutalin Rp	HWZ 11-26h, PPB 25% PRC B, Lact +
Bricanyl *Tbl. 7.5(ret.)mg; Amp. 0.5mg/1ml* **Terbutalin-ratioph.** *Kps. 7.5(ret.)mg*	**Asthma bronchiale, COPD:** 2-3 x 2.5-5mg p.o.; 2 x 7.5mg (ret.) p.o., max. 15mg/d p.o.; bis 4 x 0.25mg s.c.; **Ki. < 3J:** 2-3 x 0.75mg p.o.; **3-6J:** 2-3 x 0.75-1.5mg p.o.; **7-14J:** 2-3 x 1.5-3mg p.o.

13.2.4 Inhalative Alpha- und Beta-Sympathomimetika

Wm: Stimulation von Alpha-/Beta-Rezeptoren; **Wi:** Bronchodilatation, Abschwellung der Schleimhäute im Bereich der Luftwege; **UW** (Epinephrin inhalativ): Herzklopfen, Rhythmusstrg., Blutzuckeranstieg; **KI** (Epinephrin inhalativ): bekannte Überempfindlichkeit, paroxysmale Tachykardie, Engwinkelglaukom, hochfrequente absolute Arrhythmie

Epinephrin (Adrenalin) Rp	HWZ 1-3min
InfectoKrupp Inhal *Inh.Lsg. (4mg/ml = 0.56mg/Hub)*	**Akute stenosierende Laryngotracheitis:** 7-14 Hübe über Vernebler applizieren

13.2.5 Anticholinergika und Kombinationen

Wm/Wi: Hemmung der vagusinduzierten Reflexbronchokonstriktion, Freisetzung bronchospastisch wirksamer Mediatoren ↓; **UW** (Aclidinium): Sinusitis, Nasopharyngitis, Kopfschmerz, Husten, Diarrhoe; **UW** (Glycopyrronium): trockener Mund, Insomnie, Kopfschmerzen, Gastroenteritis, Harnwegsinfekt; **UW** (Ipratropium): Kopfschmerzen, Schwindel, Husten, Rachenreizung, trockener Mund, Übelkeit, Geschmacksstörungen, gastrointestinale Mobilitätsstörungen; **UW** (Tiotropium): trockener Mund; **KI** (alle): bekannte Überempfindlichkeit, auch gegen Atropinderivate

Aclidinium Rp	HWZ 2-3h
Eklira Genuair *Inh.Pulver 322µg/Hub* **Bretaris Genuair** *Inh.Pulver 322µg/Hub*	**COPD:** 2 x 322 µg/d; **DANI:** nicht erforderlich; **DALI:** nicht erforderlich
Glycopyrronium Rp	HWZ 33-57h
Seebri Breezhaler *Inh.Kps. 44µg*	**COPD:** 1 x 44µg/d; **DANI:** GFR > 30: 100%; < 30: vorsichtige Anw.; **DALI:** nicht erforderl.
Ipratropium Rp	HWZ 4h, PRC B, Lact ?
Atrovent *DA 20µg/Hub; Fert.Inh.Lsg. 0.25mg/2ml; 0.5mg/2ml* **Atrovent Ls** *Inh.Lsg. (1ml = 0.25mg)* **Atrovent Inhaletten** *Inh.Kps. 0.2mg* **Iprabronch** *Inh.Lsg. 0.25mg/1ml; 0.5mg/2ml*	**Asthma bronchiale, COPD:** DA: 3-6 x 20-40µg, max. 240µg/d; **Ki.:** s. Erw.; Inh.Kps.: 3 x 0.2mg; Inh.Lsg.: 3-4 x 0.5mg; **Ki. 6-12J:** 3-4 x 0.25mg; < **6J:** 3-4 x 0.1-0.25mg
Ipratropium + Fenoterol Rp	
Berodual N *DA 0.02mg+0.05mg/Hub* **Berodual Inhaletten** *Inh.Kps. 0.04+0.1mg* **Berodual Ls** *Inh.Lsg. (1ml = 0.25+0.5mg)*	**Asthma bronchiale, COPD: Erw., Ki. ab 6J:** DA: 3-4 x 0.02-0.04+0.05-0.1mg; Inh.Kps.: 3 x 1Kps., max. 8Kps./d

Tiotropium Rp	HWZ 5-6d, PRC C, Lact ?
Spiriva *Inh.Kps. 18µg* **Spiriva Respimat** *DA 2.5µg/Hub*	**COPD:** Inh.Kps.: 1 x 18µg, max. 18µg/d; DA: 1 x 5µg, max. 5µg/d; **DANI:** GFR > 50: 100%; < 50: vorsichtige Anwendung; **DALI** nicht erforderlich

13.2.6 Phosphodiesterase-4-Inhibitor

Wm/Wi: Phosphodiesterase-4-Inhibitor, nicht-steroidale antiinflammatorische Substanz ⇒ cAMP-Spiegel intrazellulär ↑ ⇒ systemische u. pulmonale Entzündung ↓; **UW:** Gewicht ↓, Appetit ↓, Schlafstrg., Kopf-/Bauchschmerzen, Diarrhoe, Übelkeit; **KI:** Überempfindlichkeit, Child-Pugh B/C

Roflumilast Rp	HWZ 17 (30)h, PPB 99%, PRC C, Lact -
Daxas *Tbl. 500µg*	**Begleitther. bei schwerer COPD/häufiger Exazerbation:** 1 x 1 Tbl.; **DANI** nicht erforderlich; **DALI** Child A: vorsichtige Anw., Child B/C: KI

13.2.7 Kombinierte Bronchialtherapeutika

Ambroxol + Clenbuterol Rp	
Mucospas *Tbl. 30+0.02mg; Saft (10ml = 15+0.01mg)* **Spasmo-Mucosolvan** *Tbl. 30+0.02mg; Gtt. (40Gtt. = 15+0.01mg); Saft (10ml = 15+0.01mg)*	**Asthma bronchiale, COPD:** 2-3 x 30+0.02mg p.o., max. 120+0.08mg/d

13.2.8 Kombinierte inhalative Bronchialtherapeutika

Wm/Wi: Stimulation der Beta-2-Rezeptoren ⇒ Erschlaffung der Bronchialmuskulatur ⇒ Bronchodilatation, Anregung der mukoziliären Clearance, Entzündungsreaktion ↓, Empfindlichkeit von Beta-Rezeptoren ↑; **UW** (Formoterol + Beclometason): Pharyngitis, Kopfschmerzen, Dysphonie; **UW** (Formoterol + Budesonid): Candidiasis Mund/Rachenraum, Kopfschmerzen, Tremor, Palpitationen, leichte Reizung des Rachens, Husten, Heiserkeit; **UW** (Salmeterol + Fluticason): Kopfschmerzen, Nasopharyngitis, Candidiasis Mund/Rachenraum, Pneumonie, Bronchitis, Hypokaliämie, Heiserkeit, Dysphonie, Sinusitis, Blutergüsse, traumatische Frakturen, Arthralgien, Myalgien; **KI:** bekannte Überempfindlichkeit

Formoterol + Budesonid Rp	
Symbicort *Turbohaler 4.5+80, 4.5+160, 9+320µg/Hub*	**Asthma bronchiale:** 4.5+80µg: Erhaltungsther.: 2 x 2 Inh., max. 8 Inh./d, **Ki. 6-12J:** 2 x 2 Inh.; Erhaltungs- u. Bedarfsther.: 2 x 1 Inh., max. 12 Inh./d; 4.5+160µg: Erhaltungsther.: 2 x 1-2 Inh., max. 8 Inh./d; **12-17J:** 2 x 1-2 Inh.; Erhaltungs- u. Bedarfsther.: 2 x 1-2 Inh., max. 12 Inh./d; 9+320µg: 2 x 1 Inh., max. 4 Inh./d; **COPD:** 4.5+160µg: 2 x 2 Inh.; 9+320µg: 2 x 1 Inh.

Salmeterol + Fluticason Rp	
Atmadisc *DA 25+50, 25+125, 25+250µg/Hub; Diskus 50+100, 50+250, 50+500µg* **Seretide** *DA 25+125, 25+250µg/Hub; Diskus 50+250, 50+500µg* **Rolenium** *Inhalationspulver 50+250µg, 50+500µg* **Viani** *DA 25+50, 25+125, 25+250µg/Hub; Diskus 50+100, 50+250, 50+500µg*	**Asthma bronchiale:** 2 x 50+100-500µg; **Ki. 4-12J:** 2 x 50+100µg; **COPD:** 2 x 50+500µg; **DANI** nicht erforderlich; **DALI** keine Daten

13.3 Antitussiva

Wm/Wi: (Codein): Bindung an supraspinale Opiatrezeptoren (µ) ⇒ zentral analgetisch und antitussiv (dosisabhängig); **Wm/Wi** (Dextromethorphan, Pentoxyverin): Derivat des Levorphanols ⇒ antitussiv, nur schwaches Abhängigkeitspotenzial; **Wm/Wi** (Dihydrocodein): opioid-agonist. Wirkung ⇒ antitussiv, zentral analget.; **Wm/Wi** (Dropropizin): Verminderung vagaler Afferenzen in der Lunge ⇒ Unterbrechung des Hustenreflexes; **Wm/Wi** (Noscapin): Hemmung des Hustenzentrums im Gehirn ⇒ Häufigkeit, Intensität von Hustenstößen ↓; **UW** (Codein): Kopfschmerzen, Schläfrigkeit, Übelkeit, Erbrechen, Obsti-pation; **UW** (Dextromethorphan, Pentoxyverin): Müdigkeit, Schwindel, Übelkeit/Erbrechen, Magen-Darm-Beschwerden; **UW** (Dihydrocodein): Sedierung, Kopfschmerzen, Schwindel, Obstipation, Übelkeit, Erbrechen, Abdominalschmerz, Mundtrockenheit; **UW** (Dropropizin): keine sehr häufigen bzw. häufigen UW; **UW** (Noscapin): Kopfschmerzen, Benommenheit; **KI** (Codein): bek. Überempfindlichkeit, Ateminsuffizienz, -depression, Pneumonie, Koma, akuter Asthma-Anfall, Opioidabhängigkeit, Bewusstseinstrg., Strg. der Atemfunktion/-zentrum, COPD, gleichzeitige Th. mit MAO-Hemmern, Cave in SS/SZ; **KI** (Dextromethorphan, Pentoxyverin): bek. Überempfindlichkeit, Ateminsuffizienz, -depression, Pneumonie, Asthma bronchiale, COPD, SZ; **KI** (Dihydrocodein): bek. Überempfindlichkeit, Ateminsuffizienz, Asthmaanfall, akute/chron. Pankreatitis; **KI** (Dropropizin): bek. Überempfindlichkeit, eingeschränkte Leber-/Nierenfkt., Ki. < 12J, schwere Herz-/Kreislaufbeschwerden, SS/SZ, Asthma bronchiale; **KI** (Noscapin): bek. Überempfindlichkeit, produktiver Husten; **KI** (Pentoxyverin): bek. Überempfindlichkeit gegen P., Methyl(4-hydroxybenzoat), Propyl-(4-hydroxybenzoat); SS, SZ, Ki. < 2J.

Codein Rp	HWZ 3-5h, PRC C, Lact +
Bronchicum Mono Codein *Gtt. (1ml = 32.5mg)* **Codicaps** *Kps. 30mg; Saft (5ml = 10mg)* **Codicompren** *Tbl. 50(ret.)mg* **Optipect Kodein** *Gtt. (30Gtt. = 20mg)* **Tryasol** *Gtt. (30Gtt. = 30mg); Lsg. (10ml = 25mg)*	**Reizhusten:** 2-4 x 30-50mg p.o.; 2 x 30-50mg (ret.), max. 200mg/d; **Ki. 2-6J:** 2-4 x 2.5-5mg, max. 30mg/d; **6-14J:** 2-4 x 5-15mg, max. 60mg/d

Dextromethorphan OTC	HWZ 1.2-2.2
Dextro Bolder *Pastillen 7.7mg* **Hustenstiller-ratioph. Dext** *Kps. 30mg* **NeoTussan** *Saft (10ml = 12.3mg)* **Wick Husten** *Pastillen 7.3mg; Saft (15ml = 15mg)*	**Reizhusten:** Kps.: 30mg alle 6h p.o., max. 120mg/d; **Ki. 1-6J:** Saft: 3 x 5ml; **7-12J:** 3 x 7.5ml; **>13J:** 3 x 15ml

Dihydrocodein Rp	HWZ 3.3-5.8h
DHC *Tbl. 60(ret.), 90(ret.), 120(ret.)mg* **Paracodin** *Tbl. 6.7mg; Saft (4ml = 6.5mg); Gtt. (20Gtt. = 8.3mg)* **Tiamon** *Kps. 23.363(ret.)mg*	**Reizhusten:** 1-3 x 10-30mg p.o.; 1-2 x 40-80mg (ret.); **Ki.:** s. Packungsbeilage; **mäßig starke bis starke Schmerzen:** 2 x 60-120mg (ret.) p.o.
Dropropizin OTC	HWZ 2h
Larylin Hustenstiller *Pastillen 20mg; Saft (10ml = 30mg)*	**Reizhusten:** 1-3 x 20-60mg p.o., max. 180mg/d; **DANI, DALI** KI
Noscapin Rp	HWZ 4.5h
Capval *Tbl. 25mg; Gtt. (30Gtt. = 25mg); Saft (5ml = 25mg)*	**Reizhusten: Tbl.:** 1-3 x 50mg p.o.; **Ki. > 6M:** 2 x 12.5mg p.o.; **3-12J:** 3 x 25mg; **Saft:** 3 x 10ml; **Ki. > 6M:** 2 x 2.5ml; **3-12J:** 3 x 5ml; **Gtt.:** 6 x 30Gtt.; **Ki. > 6M:** 6 x 8Gtt.; **3-12J:** 6 x 15Gtt.
Pentoxyverin OTC	HWZ 2-6h
Sedotussin *Saft (5ml = 6.76mg); Gtt. (1ml = 19mg); Supp. 8mg* **Silomat** *Saft (10ml = 13.5mg); Gtt. (30Gtt. = 30mg)*	**Reizhusten:** 4-6 x 20-30mg, max. 120mg/d p.o.; 2 x 50mg p.o.; **Ki. 2-5J:** 0.5-1mg/kg/d p.o. in 3ED; **6-14J:** 1-2mg/kg/d p.o. in 3ED; **ab 4J:** 1 x 20mg rect.; **2-3J:** 1-2 x 8mg rect.

13.4 Glukokortikoide

13.4.1 Inhalative Glukokortikoide

Wi: Entzündungsreakt. ↓, Empfindlichkeit v. Beta-Rezeptoren ↑, antiallerg., antiödematös, antiexsudativ; **UW** (Beclometason): Laryngitis, Pharyngitis, Übelkeit, Dyspepsie, Husten; **UW** (Budesonid): oropharnygeale Candida-Infektion, Reizungen im Rachenraum, Husten, Heiserkeit; **UW** (Ciclesonid): keine sehr häufigen bzw. häufigen UW; **UW** (Fluticason): Heiserkeit, Blutergüsse, Pneumonie bei COPD-Patienten, Candidose der Mund- u. Rachenschleimhaut; **UW** (Mometason): Candidose, Pharyngitis, Dysphonie, Kopfschmerzen; **KI** (alle): bek. Überempf.

Beclometason Rp	
Aerobec N *DA 0.05, 0.1mg/Hub; Autohaler 0.05, 0.1mg/Hub* **Beclomet** *Easyhaler 0.1, 0.2, 0.4mg/Hub* **Beclometason-ratiopharm** *DA 0.05, 0.1, 0.2, 0.25mg/Hub* **Junik** *DA 0.05, 0.1mg/Hub; Autohaler 0.05, 0.1mg/Hub* **Sanasthmax 250 µg** *DA 0.25mg/Hub* **Sanasthmax Junior 50 µg** *DA 0.05mg/Hub* **Sanasthmax 400 µg Suspension für einen Vernebler** *Inh.Susp. 0.4mg/1ml* **Ventolair** *Autohaler, Easi-Breathe, DA 0.05, 0.1, 0.25mg/Hub*	**Asthma bronchiale, COPD: Erw.** 2 x 0.2-0.5mg, max. 1.5-2mg/d; **Ki. 6-12J:** 2 x 0.25mg, max. 0.5mg/d; **Sanasthmax DA: Asthma br., chron. obstr. Bronchitis; Erw., Ki. > 12:** 2 x 0.25–0.5mg/d (max. 2mg/d); **Ki. 6-12J:** 2 x 0.25mg (max. 0.5/d); **Sanasthmax Junior: Erw., Ki. > 12:** 2 x 0.2–0.3mg/d (max. 0.6mg/d); **Ki. < 12J:** 2 x 0.1–0.2mg (max. 0.4/d); **Sanasthmax Susp.: Asthma-br.,** u. mit Feuchtvernebler: **Erw., Ki. > 12:** 2 x 0.4–1.6mg/d; **Ki. < 12J:** 2 x 0.4mg/d); **Rauchgasinhalation:** unmittelbar nach Expos. 0.4mg, nach amb. Aufnahme erneut 0.4mg, nach weiteren 2h 0.4mg; bei persist. Symptomen alle 2h 0.4mg bis zum Abklingen

Budesonid Rp	HWZ 2-3h, PRC C, Lact ?
Budecort *Novolizer 0.2, 0.4mg/Hub* **Budes N** *DA 0.2mg/Hub* **Budesonid** *Easyhaler (Orion) 0.1, 0.2, 0.4mg/Hub* **Budiair** *DA 0.2mg/Hub; Jetspacer 0.2mg/Hub* **Cyclocaps Budesonid** *Inh.Kps. 0.1, 0.2, 0.4, 0.8mg* **Miflonide** *Inh.Kps. 0.2, 0.4mg* **Novopulmon** *Novolizer 0.2, 0.4mg/Hub* **Pulmicort** *Turbohaler 0.2, 0.4mg/Hub; Inh.Lsg. 0.5mg/2ml, 1mg/2ml*	**Asthma bronchiale, COPD:** 2 x 0.2-0.4mg, max. 1.6mg/d; **Ki. < 12J:** 1-2 x 0.1-0.2mg, max. 0.8mg/d; Inh.Lsg.: 2 x 0.5-1mg über Vernebler Budiair: **Asthma bronchiale: Ki. 6-12J:** 0.2-0.4mg/d; **Ki. > 12J, Erw.:** 0.4-0.8mg/d

Fluticason Rp	HWZ 7.8h, PRC C, Lact ?
Flutide *DA 0.05, 0.125, 0.25mg/Hub; Diskus 0.05, 0.1, 0.25, 0.5mg; Fert.Inh.Lsg. 0.5mg/2ml; 2mg/2ml*	**Asthma bronchiale, COPD:** 2 x 0.25-0.5mg; **Ki. > 4J:** 2 x 0.05-0.1mg

13.4.2 Systemische Glukokortikoide

Wi: Gluconeogenese↑, Proteinkatabolismus↑, Lipolyse, Hemm. mesenchymaler Reaktionen (Entzündung, Exsudation, Proliferation), immunsuppressiv, antiallerg. (Lympho-/Eosinopenie, lymphat. Gewebe↓, B-/T-Zellaktivität↓); **UW diabetogen:** Glukose↑, Glukosurie, Steroiddiabetes; **katabol:** neg. Stickstoffbilanz, Wachstum↓, Osteoporose; **Fettstoffwechsel:** Stammfettsucht, Vollmondgesicht, Fettsäurespiegel↑; **BB:** Thrombos↑, Erys↑, Neutrophile↑, Eosinophile↓, Basophile↓, Lymphos↓; **ulzerogen:** Prod. von Magensäure↑, Magenschleim↓; **Augen:** Hornhautulkus, Glaukom, Katarakt; **Haut:** Atrophie, Striae rubrae, Akne; **Kapillarbrüchigkeit↑:** Petechien, Ekchymosen, Purpura; **mineralokortikoide Wi:** H_2O-, Na-Retention, K^+↓, RR↑, Alkalose; **Immunschwäche:** Infektgefährd., Tbc-Aktivierung; **endokrines Psychosyndrom:** Euphorie, Depression, Verwirrung, Halluzination; **Muskeln:** Schwäche, Atrophie; **NNR-Atrophie:** Kortison-Entzugssyndrom (Schwäche, Schwindel, Schock); **KI** (bei chron. Anw.): GI-Ulzera, schwere Osteoporose, akute virale/bakt. Infekt., Systemmykosen, Glaukom, psych. Anamnese; **Ink:** Barbiturate, Didanosin, Rifabutin, Rifampicin; **Ink** (Methylprednisolon): Kontrazeptiva, Ketoconazol; **Glu:** rel. glukokortikoide Potenz, **Min:** rel. mineralokortikoide Pot.

Die Dosierung richtet sich nach der Schwere der jeweiligen Erkrankung.

Betamethason Rp	HWZ 6h, Qo 0.95, PPB 58-70%, PRC C, Lact -	Glu	Min
Celestamine N *Tbl. 0.5mg; Gtt. (1ml = 0.5mg)* **Celestan Depot** *Amp. 5.7mg* **Celestan solubile** *Amp. 4mg/1ml* **Celestone** *Tbl. 0.5mg; Gtt. (1ml = 0.5mg); Amp. 4mg/1ml*	**Akuter Asthmaanfall:** 11.4mg i.m.; 8-20mg p.o.; **Induktion der Lungenreife bei drohender Frühgeburt:** 2 x 5.7mg im Abstand von 24h, ggf. Wdh. nach 7d; **interstit. Aspirationspneumonie:** ini 2-4mg/d, dann 0.25-1mg/d p.o., **viele weitere Indikationen**	25	0

		Glu	Min
Dexamethason Rp	HWZ 2-5h, Q0 0.9, PPB gering, PRC C, Lact -	Glu	Min
Dexa-Allvoran *Amp. 4mg/1ml, 8mg/2ml* **Dexaflam Inject** *Amp. 4mg/1ml* **DexaHEXAL** *Amp. 4mg/1ml, 8mg/2ml* **Dexamethason-ratioph.** *Tbl. 4, 8mg* **Fortecortin** *Tbl. 0.5, 2, 4, 8mg; Amp. 4mg/1ml, 8mg/2ml, 40mg/5ml, 100mg/10ml* **Lipotalon** *Amp. 4mg/1ml*	**Schwerer, akuter Asthmaanfall:** 8-20mg p.o./i.v., bei Bedarf 8mg alle 4h; **Ki:** 0.15-0.4mg/kg p.o.; **schwere Infektionserkrankung:** 4-20mg/d p.o./i.v.; **posttraumatischer/anaphylaktischer Schock:** 40-100mg i.v.; **lokale Infiltrations-/Injektionstherapie:** 2-8mg lokal; viele **weitere Indikationen**	30	0
Fludrocortison Rp	HWZ 3.5-4.8h, PRC C, Lact ?	10	125
Astonin H *Tbl. 0.1mg*	**Substitution bei M. Addison/Salzverlustsyndrom:** 0.05-0.2mg/d p.o.; **hypoadrenerge orthostatische Hypotension:** ini 0.1-0.2mg/d p.o., ggf. steigern, Therapie für max. 2M		
Hydrocortison (=Cortisol) Rp	HWZ 1-2h, Q0 1.0, PPB 75-95%, PRC C, Lact -	1	2
Hydrocortison Acis *Tbl. 10mg* **Hydrocortison Hoechst** *Tbl. 10mg* **Hydrocortison** *Amp. 100mg/2ml, 250mg/2ml, 500mg/4ml, 1g/8ml*	**Substitutionstherapie bei primärer/sekundärer NNR-Insuffizienz:** 10-20mg/d, max. 30mg/d; **Ki:** 10-15mg/m² in 2-3 ED p.o.; **Hemmtherapie bei AGS:** 15-20mg/m² in 3 ED p.o.; **Schwere akute Schockzustände, akute NNR-Insuffizienz:** 10-50mg/h i.v., Wdh. nach Bedarf		
Methylprednisolon Rp	HWZ 2-3h, Q0 0.9, PPB 77%, PRC C, Lact ?	Glu	Min
Methylprednisolon Acis *Tbl. 4, 8, 16, 32mg* **Metypred** *Tbl. 4, 8, 16mg; Amp. 125mg/2ml, 250mg/4ml, 1g/16ml* **M PredniHEXAL** *Tbl. 4, 8, 16, 40mg* **Urbason** *Tbl. 4, 8, 16, 40mg; Amp. 16mg/1ml, 32mg/1ml, 250mg/5ml, 1g/10ml*	**Anfangsdosen:** 12-160mg/d p.o.; **Erhaltungsdosen:** 4-12mg/d p.o.; **Ki: Anfangsdosen:** 0.8-1.5mg/kg/d, max. 80mg/d; **Erhaltungsdosen:** 2-4mg/d; **Akut lebensbedrohliche Zustände** (s.FachInfo): 250-1000mg i.v.; **Ki:** 4-20mg/kg i.v.	5	0

Prednisolon Rp	HWZ 2.6-3h, Qo 0.75, PPB 95%, PRC C, Lact -	4	1
Decortin H *Tbl. 1, 5, 10, 20, 50mg* **Infectocortikrupp** *Supp. 100mg* **Klismacort** *Rektalkps. 100mg* **PredniHEXAL** *Tbl. 5, 10, 20, 50mg* **Prednisolon Jenaph.** *Tbl. 1, 5, 10, 20, 50mg* **Prednisolon-ratioph.** *Tbl. 5, 50mg* **Prednisolut** *Amp. 10mg/2ml, 25mg/5ml, 50mg/2ml, 100mg/5ml, 250mg/5ml, 500mg/5ml, 1g/10ml* **Solu-Decortin H** *Amp. 10mg/1ml, 25mg/1ml, 50mg/1ml, 100mg/1ml, 250mg/5ml, 500mg/5ml, 1g/10ml*	Zahlreiche Ind (s.FachInfo); **Hohe Dosis:** 80-100 (250) mg/d; **mittlere Dosis:** 40-80mg/d; **niedrige Dosis:** 10-40mg/d; **sehr niedrige Dosis:** 1.5-7.5 (10) mg/d; **Ki: Hohe Dosis:** 2-3mg/kg/d; **mittlere Dosis:** 1-2mg/kg/d; **Erhaltungsdosis:** 0.25mg/kg/d; **Akute Zustände:** ED bis 1000mg i.v.		
Prednison Rp	HWZ 1.7-3h, Qo 1.0, PPB 75%, PRC C, Lact +	3.5	1
Cutason *Tbl. 5, 20, 50mg* **Decortin** *Tbl. 1, 5, 20, 50mg* **Prednison HEXAL** *Tbl. 5, 20, 50mg* **Rectodelt** *Supp. 100mg*	Zahlreiche Ind (s.FachInfo); **Hohe Dosis:** 80-100 (250) mg/d; **mittlere Dosis:** 40-80mg/d; **niedrige Dosis:** 10-40mg/d; **sehr niedrige Dosis:** 1.5-7.5 (10) mg/d; **Ki: Hohe Dosis:** 2-3mg/kg/d; **mittlere Dosis:** 1-2mg/kg/d; **Erhaltungsdosis:** 0.25mg/kg/d; **(Pseudo-)Krupp, spastische Bronchitis bei Ki.:** 1 x 100mg rect., max. 200mg/d		
Triamcinolon Rp	HWZ 2-3h, Qo 1.0, PPB 80%, PRC C, Lact ?	5	0
Delphicort *Tbl. 4mg; Amp. 40(KS)mg/1ml* **TriamHEXAL** *10(KS)mg/1ml, 40(KS)mg/1ml* **Volon** *Tbl. 4, 8, 16mg* **Volon A** *Amp. 10(KS)mg/1ml, 40(KS)mg/1ml; Inj.Lsg. 50mg/5ml, 200mg/5ml; Fertigspr. 40(KS)mg/1ml*	**Anwendung in der Rheumatologie, Dermatologie, Nephrologie, Pulmologie:** 1-100mg/d p.o.; **Intraartikuläre, intrafokale, intramuskuläre, subläsionale Anwendung:** 10-80mg		

13.5 Rauchentwöhnungsmittel

Wm/Wi (Bupropion): Hemmung des Katecholamin-Reuptakes im Gehirn ⇒ Noradrenalin ↑, Dopamin ↑ in bestimmten Hirnregionen ⇒ Milderung von Nikotinentzugssymptomen, Rauchdrang ↓; **Wm/Wi** (Vareniclin): bindet an neuronale nikotinerge Acetylcholinrezeptoren ⇒ lindert Symptome des Rauchverlangens und des Rauchentzugs; **UW** (Bupropion): Urtikaria, Fieber, Mundtrockenheit, Übelkeit, Erbrechen, Bauchschmerzen, Obstipation, Schlaflosigkeit, Agitiertheit, Zittern, Konzentrationsstörung, Kopfschmerzen, Schwindel, Geschmacksstörungen, Depression, Angst, Hautausschlag, Pruritus, Schwitzen; **UW** (Vareniclin): Übelkeit, Erbrechen, Obstipation, Diarrhoe, Magenbeschwerden, Dyspepsie, Flatulenz, Mundtrockenheit, gesteigerter Appetit, abnorme Träume, Schlaflosigkeit, Kopfschmerzen, Somnolenz, Schwindel, Dysgeusie, Müdigkeit; **KI** (Bupropion): bek. Überempfindlichkeit, Epilepsie, ZNS-Tumore, abrupter Entzug von Alkohol/Medikamenten bei denen es zu Entzugskrämpfen kommen kann, Bulimie, Anorexie, bipolare Erkrankungen, gleichzeitige Anwendung von MAO-Hemmern, schwere Leberzirrhose, SS; **KI** (Vareniclin): bekannte Überempfindlichkeit

Bupropion (Amfebutamon) Rp-L!	HWZ 20h, Qo > 0.8, PPB 84%, PRC C Lact-
Zyban *Tbl. 150(ret.)mg*	**Raucherentwöhnung:** d1-6: 1 x 150mg p.o., dann 2 x 150mg; **DANI** 150mg/d; **DALI** 150mg/d, KI bei schwerer Leberinsuffizienz
Vareniclin Rp-L!	HWZ 24h, PPB < 20%
Champix *Tbl. 0.5, 1mg*	**Raucherentwöhnung:** d1-3: 1 x 0.5mg p.o.; d4-7: 2 x 0.5mg; ab d8: 2 x 1mg, Therapiedauer 12W; **DANI** GFR > 30: 100%; < 30: max. 1mg/d; bei terminaler NI Anwendung nicht empfohlen; **DALI** nicht erforderlich

13.6 Keimempfindlichkeit: Keime – Antibiotika

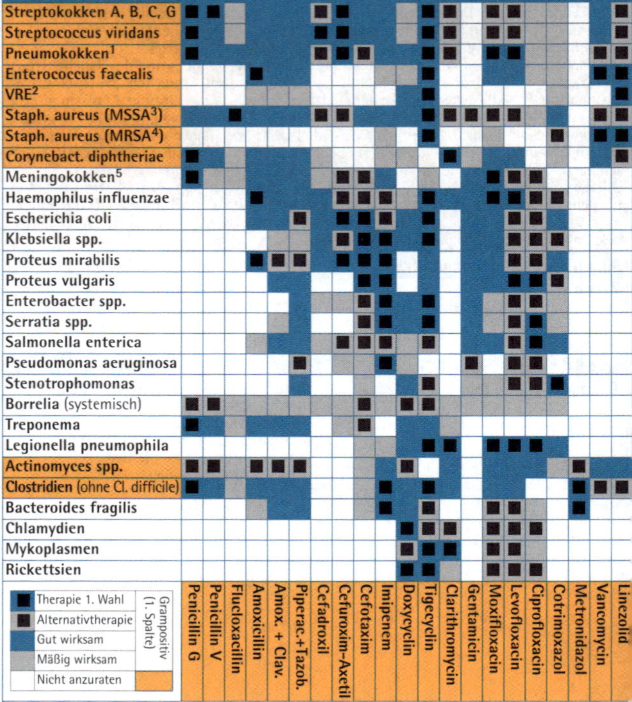

Quelle: Antibiotika pc Set 2013; Hof, Börm Bruckmeier Verlag; 1 = Streptococcus pneumoniae; 2 = Vancomycinresist. Enterokokken; 3 = Methicillinsensitiver Staph. aureus; 4 = Methicillinresistenter Staph. aureus; 5 = Neisseria meningitidis

13.7 Penicilline

13.7.1 Benzylpenicilline

Empf.: Pneumo-, Strepto-, Meningo-, Staphylokokken (nur noch wenige Stämme), Aktinomyceten, Lepto-spiren, C. diphtheriae, Treponemen, Borrelien, Pasteurella multocida, Fusobakterien, Peptokokken, Clostridien; **resist.:** Enterobakterien, Pseudomonas, B. fragilis, E. faecium, Nocardia, Mykoplasmen, Chlamydien, Beta-Lactamase-Bildner; **UW:** allergische Hautreaktionen, Lyell-Syndrom, Anaphylaxie, Vaskulitis, Myoklonien, Krampfanfälle, Mundtrockenheit, Nausea, Erbrechen, Diarrhoe, Herxheimer-Reaktion, Blutbildveränderungen, hämolytische Anämie, interstitielle Nephritis, Superinfektion durch resistente Bakterien oder Sprosspilze; **KI:** Penicillinüberempfindlichkeit, Cave in SZ; **Ink:** Methotrexat, Tetracycline

Penicillin G (Benzylpenicillin) Rp	HWZ 20-50 min, Qo 0.4, PPB 45-65%, PRC B, Lact +
Infectocillin Parent *Inf. Lsg. 1, 5, 10 Mio IE*	**Normal empfindliche Keime:** 1-5 Mio IE/d i.v./i.m. in 4-6ED; **Meningitis, Endokarditis:** 20-60 Mio IE/d i.v.; **NG:** 0.05-0.1 Mio IE/kg/d i.v. in 2ED; **Ki. 1-12M:** 0.05-1 Mio IE/kg/d i.v. in 3-4ED; **1-12J:** 0.05-0.5 Mio IE/kg/d i.v. in 4-6ED; **DANI** GFR 46-120: 5 Mio IE in 3ED; 19-45: 4 Mio IE in 3ED; 9-18: 5 Mio IE in 2ED; 3-8: 3 Mio IE in 2ED; < 2: 2 Mio IE in 2ED
Benzylpenicillin-Benzathin Rp	HWZ Tage bis Wochen
Pendysin *Inj.Lsg. 1.2 Mio IE* **Tardocillin** *Inj.Lsg. 1.2 Mio IE*	**Rezidiv-Pro. rheumatisches Fieber:** 1-2 x/M 1.2 Mio IE i.m.; **Lues I/II:** 2.4 Mio IE i.m. (verteilt auf 2 Injektionsstellen); **Ki. > 1M:** 50000 IE/kg/W, max. 2.4 Mio. IE, für 3 W

13.7.2 Oralpenicilline (Phenoxypenicilline)

Empf. und resist.: s. Benzylpenicilline →8.2.1; **UW/KI:** s. Benzylpenicilline →8.2.1

Penicillin V (Phenoxymethylpenicillin) Rp	HWZ 35min Qo 0.6 PPB 71-89% PRC B Lact+
Arcasin *Tbl. 1, 1.5 Mio IE; Saft (5ml = 0.3 Mio IE); Trockensaft (5ml = 0.3 Mio IE)* **Infectocillin** *Tbl. 1, 1.5 Mio IE; Saft (5ml = 0.25, 0.3, 0.4, 0.5 Mio IE)* **Isocillin** *Tbl. 1.2 Mio IE; Trockensaft (5ml = 0.3 Mio IE)* **Ispenoral** *Tbl. 1, 1.5 Mio. IE* **Megacillin oral** *Tbl. 1, 1.5 Mio IE; Trockensaft (5ml = 0.3 Mio IE)* **PenHEXAL** *Tbl. 1, 1.5 Mio IE; Trockensaft (4ml = 0.32 Mio IE)* **Penicillin V-ratioph.** *Tbl. 1, 1.5 Mio IE; Trockensaft (5ml = 0.4 Mio IE)*	**HNO-, Atemwegs-, Haut-, Mund-Kiefer-Zahn-Infektionen, Endokarditispro., Rezidiv-Pro. rheumatisches Fieber, Scharlach, Erysipel, Lymphadenitis:** 3 x 0.6-1.5 Mio IE p.o.; **Ki. < 1M:** 45000-60000IE/kg/d; **2.-3.M:** 40000-64000IE/kg/d; **4.M-1J:** 400000-600000IE/d p.o. in 3-4ED; **1-2J:** 600000-900000IE/d; **2-4J:** 900000-1.4 Mio IE/d; **4-8J:** 1.2-1.8 Mio IE/d; **8-12J:** 1.2-2.4 Mio IE/d; **DANI** GFR > 15: 100%; < 15: 2 x 0.6-1.5 Mio IE

13.7.3 Beta-Lactamase-resistente Penicilline (Isoxazolylpenicilline)

Empf. und resist.: gute Aktivität gegen Beta-Lactamase-bildende Staphylokokken; bei den übrigen grampositiven Bakterien jedoch schwächere Aktivität als Penicillin G;
UW/KI: s. Benzylpenicilline → S. 111

Flucloxacillin Rp	HWZ 0.7-1h, Q0 0.3, PPB 92-96%
Fluclox *Inf.Lsg. 1, 2g* **Staphylex** *Kps. 250, 500mg; Inf.Lsg. 0.25, 0.5, 1, 2g*	**Staphylokokken-Infektion:** 3 x 1g p.o.; 3 x 1-2g i.v./i.m., max. 12g/d p.o./i.v., max. i.m.-ED: 2g; **Ki. < 6J:** 40-50mg/kg/d p.o./i.v. in 3ED; **6-10J:** 3 x 250-500mg p.o./i.v.; **10-14J:** 3-4 x 500mg p.o./i.v.; **DANI** GFR 18: 1.5g in 4ED; 8: 1.5g in 3ED; 2: 1g in 3ED; 0.5: 2g 1x/d; **DALI** nicht erforderlich

Methicillin	Wegen Toxizität nicht mehr im Handel
Verwendung nur noch zur Resistenzprüfung bei Staphylokokken; **MRSA** = Methicillin-resistant Staphylococcus-aureus; **MSSA** = Methicillin-sensitive Staphylococcus-aureus	

Oxacillin Rp	HWZ 23-45min, Q0 0.6, PPB 97%, PRC B, Lact +
InfectoStaph *Inf.Lsg. 1g*	**Staphylokokken-Infektion:** 4 x 0.5-1g i.v./i.m.; **NG < 3kg:** 2 x 20mg/kg i.v.; 2 x 30mg/kg i.m.; **Ki. bis 3M:** 3 x 20mg/kg i.v.; **bis 1J:** 4 x 20mg/kg i.v.; **1-6J:** 4 x 250-500mg i.v.; > **6J:** s. Erw.; **Endokarditis:** 9-12g/d i.v. in 6ED; **DANI** GFR < 10: max. 4 x 1g/d

13.7.4 Breitbandpenicilline (Aminobenzylpenicilline)

Empf.: im Vergleich zu Penicillin G zusätzlich Enterokokken, Haemophilus influenzae, E. coli, Listerien, Proteus mirabilis, Salmonellen, Shigellen; **resist.:** Bacteroides fragilis, Pseudomonas, E. faecium, Nocardia, Mykoplasmen, Chlamydien, Beta-Lactamase-Bildner, Klebsiellen, Yersinien; **UW/KI:** s. Benzylpenicilline → S. 111; **KI:** infektiöse Mononukleose; **Ink:** Allopurinol

Amoxicillin Rp	HWZ 1-2h, Q0 0.12, PPB 17-20%, PRC B, Lact +
Amoxicillin-ratioph. *Tbl. 500, 750, 1000mg; Brausetbl. 1000mg; Trockensaft (1 Messl. = 250, 500mg)* **AmoxiHEXAL** *Tbl. 500, 750, 1000mg; Saft (1 Messl. = 250, 500mg)* **Amoxypen** *Tbl. 750mg; Trockensaft (1 Messl. = 250, 500mg)* **Infectomox** *Tbl. 1g; Trockensaft (1 Messl. = 250, 500, 750mg)* **Jutamox** *Tbl. 500, 750, 1000mg*	**HNO-, Atemwegs-, Harnwegs-, Magen-Darm-Trakt-, Haut-, Weichteilinfektionen, Listeriose:** 3 x 750-1000mg p.o.; **Ki. < 6J:** 50mg/kg/d in 3-4ED; **6-12J:** 900-2000mg/d in 3-4ED; **Endokarditis-Pro.:** 3g p.o. 3h vor Eingriff; **Ki.:** 50mg/kg; **H.P.-Eradikation:** 2 x 1g p.o. + 2 x 500mg Clarithromycin + 2 x 20mg Omeprazol; **DANI** GFR: 20-30: 66%; < 20: 33%

Ampicillin Rp	HWZ 0.9h, Qo 0.06, PPB 20%, PRC B, Lact +
Ampicillin-ratioph. *Tbl. 1g; Inf.Lsg. 0.5, 1, 2, 5g*	**HNO-, Atemwegs-, Harnwegs-, Magen-Darm-Trakt-, Haut-, Weichteilinfektionen, Listeriose, Osteomyelitis, Typhus, Meningitis, Endokarditis:** 2-6g/d p.o. in 3-4ED; 1.5-6g/d i.v. in 2-4ED, max. 15g/d; **Ki.** < **6J:** 100(-150-200)mg/kg/d p.o./i.v. in 3-4ED; > **6J:** s. Erw.; **Meningitis** < **6J:** 200-400mg/kg/d i.v.; **DANI** GFR: 20-30: 66%; < 20: 33%

13.7.5 Breitbandpenicilline mit Pseudomonaswirkung (Acylaminopenicilline)

Empf. und resist.: weitgehend identisch mit Breitbandpenicillinen; Piperacillin: zusätzlich gute Aktivität bei Pseudomonas aeruginosa; **UW/KI:** s. Benzylpenicilline → S. 111

Mezlocillin Rp	HWZ 0.7-1.1h, Qo 0.4, PPB 30-40%, PRC B, Lact ?
Mezlocillin Carino *Inf.Lsg. 1, 2, 4g*	**Sepsis, Endokarditis, Meningitis, Peritonitis, Pneumonie, abdominelle, gynäkologische, Knochen-, Weichteilinfektionen:** 3 x 2-5g i.v., bis 2 x 10g i.v.; **Ki.** < **3kg:** 2 x 75mg/kg; > **3kg-14J:** 3 x 75mg/kg; **DANI** GFR > 10: 100%; < 10: Intervall 12h, max. 2 x 5g

Piperacillin Rp	HWZ 1h, Qo 0.3, PPB 16-21%, PRC B, Lact +
Piperacillin Eberth *Inf.Lsg. 1, 2, 4g* **Piperacillin Fresenius** *Inf.Lsg. 1, 2, 4g* **Piperacillin HEXAL** *Inf.Lsg. 1, 2, 3, 4g* **Piperacillin Hikma** *Inf.Lsg. 2, 4g* **Piperacillin-ratioph.** *Inf.Lsg. 1, 2, 4g*	**Sepsis, Endokarditis, Meningitis, Peritonitis, Pneumonie, abdominelle, gynäkologische, Knochen-, Weichteilinfektionen:** 6-12g/d i.v. in 2-4ED max. 24g/d; **Ki.** < **2kg:** 150mg/kg/d i.v. in 3ED; > **2kg:** 300mg/kg/d in 3-4ED; **1M-12J:** 100-200mg/kg/d in 2-4ED; **DANI** GFR 40-80: max. 4 x 4g; 20-40: 3 x 4g; < 20: 2 x 4g; HD: 3 x 2g

13.8 Beta-Lactamase-Inhibitoren

Empf.: Erweiterung des Spektrums von Penicillinen um Beta-Lactamase-bildende Stämme von Staphylokokken, Moraxella catarrhalis, E. coli, Haemophilus influenzae, Klebsiellen, Proteus, Gonokokken, Bacteroides fragilis; nur zusammen mit Beta-Lactam-Antibiotika wirksam!

Clavulansäure Nur in Kombination → S. 114	HWZ 60-75min

Sulbactam Rp	HWZ 1-2h, Q_0 0.13, PPB 38%
Sulbactam Actavis *Inf.Lsg. 1g* **Sulbactam Eberth** *Inf.Lsg. 1g* **Sulbactam HEXAL** *Inf.Lsg. 1g*	**Kombination mit Beta-Lactam-Antibiotika:** 3-4 x 0.5-1g i.v. ; **Sgl., Ki.:** 50mg/kg/d in 3-4ED, max. 80mg/kg/d; **DANI** GFR 15-30: max. 2g/d; < 15: max. 1g/d; HD: 1g alle 48h

Tazobactam Nur in Kombination → S. 114

13.8.1 Breitbandpenicilline + Beta-Lactamase-Inhibitoren

Amoxicillin + Clavulansäure Rp	PRC B, Lact +
Amoclav plus *Tbl. 500+125mg, 875+125mg; Trockensaft (5ml = 125+31.25, 250+62.5, 400+57mg)* **Amoxidura plus** *Tbl. 500+125mg, 875+125mg; Trockensaft (10ml = 250+62.5, 500+125mg)* **Augmentan** *Tbl. 500+125, 875+125mg; Trockensaft (10ml = 250+62.5, 500+125mg, 800+114mg); Inf.Lsg. 250+25, 500+100, 1000+200, 2000+200mg*	**Atemwegs-, Harnwegs-, Haut-, Weichteil-, abdominelle Infektionen:** 3 x 500+125mg p.o.; 2 x 875+125mg p.o.; 3 x 1000-2000+200mg i.v.; **Ki. < 2J:** max. 40+10mg/kg/d p.o. in 3ED; **2-12J:** max. 60+15mg/kg/d p.o. in 3ED; **DANI** GFR 10-30: 2 x 500+125mg p.o.; ini 1000+200mg, dann 2 x 500+100mg i.v.; < 10: 1 x 500+125mg p.o.; ini 1000+200mg, dann 1 x 500+100mg; **DALI** Anwendung nicht empfohlen

Ampicillin + Sulbactam Rp	PRC B, Lact +
Ampicillin/Sul Kabi *Inf.Lsg. 1+0.5g, 2+1g* **Ampicillin + Sulbactam Actavis** *Inf.Lsg. 2+1g* **Ampicillin HEXAL comp.** *Inf.Lsg. 1+0.5g, 2+1g* **Ampicillin + Sulbactam ratioph.** *Inf.Lsg. 0.5+0.25g, 1+0.5g, 2+1g* **Unacid** *Inf.Lsg. 0.5+0.25g, 1+0.5g, 2+1g*	**Atemwegs-, Harnwegs-, Haut-, Weichteil-, abdominelle Infektionen:** 3-4 x 1.5-3g i.v.; **Ki. < 1W:** 75mg/kg/d i.v. in 2ED; **> 1W:** 150mg/kg/d in 3-4ED; **DANI** > 30: 100%; 15-30: Dosierungsintervall 12h; 5-14: 24h; < 5: 48h

Piperacillin + Tazobactam Rp	PRC B, Lact +
Piperacillin/Tazobactam Kabi *Inf.Lsg. 2 + 0.25g; 4+0.5g* **Tazobac** *Inf.Lsg. 4+0.5g* **Tazocin** *Inf.Lsg. 4+0.5g*	**Abdominelle, Atemwegs-, Haut-, Weichteil-infektionen:** 3 x 4+0.5g i.v.; **Ki. 2-12J:** 3 x 100+12.5mg/kg i.v.; **DANI** GFR > 20: 100%; 2-19, HD: 2 x 4+0.5g

Sultamicillin (Ampicillin + Sulbactam) Rp	
Sultamicillin ratioph. *Tbl. 375mg* **Unacid PD** *Tbl. 375mg; Trockensaft (1 Messl. = 375mg)* **Unasyn PD oral** *Tbl. 375mg*	**Atemwegs-, Harnwegs-, Haut-, Weichteilinfektionen:** 2 x 375-750mg p.o.; **Ki.:** 50mg/kg/d p.o. in 2ED; **DANI** GFR 5-14: 1 x 375-750mg; < 5: 375-750mg alle 2d

13.9 Cephalosporine

13.9.1 Parenterale Cephalosporine Gruppe 1 (Cefazolin-Gruppe)

Empf.: Staphylo-, Strepto-, Meningo-, Pneumokokken, Escherichia coli, Klebsiella, Proteus mirabilis, Haemophilus influenzae; **resist.:** Enterokokken, Pseudomonas, Acinetobacter, Listerien, Chlamydien, Mykoplasmen, gramnegative Beta-Lactamase-Bildner;
UW: allergische Hautreaktionen, Lyell-Syndrom, Anaphylaxie, Nausea, Erbrechen, Diarrhoe, Transaminasen ↑, Cholestase, interstitielle Pneumonie, Blutbildveränderungen, hämolytische Anämie, Kreatinin ↑, interstitielle Nephritis, Superinfektion durch Bakterien oder Sprosspilze; **KI:** Überempfindlichkeit, Cave in SS/SZ; **Ink:** Alkohol

Cefazolin Rp	HWZ 2h, Q_0 0.06, PPB 65-92%, PRC B, Lact +
Basocef *Inf.Lsg. 1, 2g* **Cefazolin HEXAL** *Inf.Lsg. 2g* **Cefazolin Hikma** *Inf.Lsg. 1, 2g* **Cefazolin Saar** *Inf.Lsg. 2g* **Cephazolin Fresenius** *Inf.Lsg. 1, 2g*	**Atem-, Harn-, Gallenwegs-, Haut-, Weichteil-, Knocheninfektionen, Sepsis, Endokarditis:** grampositive Erreger: 1.5-2g/d; gramnegative Erreger: 3-4g/d i.v. in 2-3ED, max. 12g/d; **Ki. > 2M:** 25-50mg/kg in 3-4ED, max. 100mg/kg/d; **Ki. < 2M:** KI; **DANI** GFR > 35: 100%; 10-34: 50% alle 12h; < 10: 50% alle 18-24h

13.9.2 Parenterale Cephalosporine Gruppe 2 (Cefuroxim-Gruppe)

Empf.: vgl. Cefazolin-Gruppe → S. 115; deutlich besser bei Escherichia coli, Klebsiella, Proteus mirabilis, Haemophilus influenzae, Beta-Lactamase-Bildnern; **resist.:** Enterokokken, Pseudomonas, Acinetobacter, Listerien, Chlamydien, Mykoplasmen; **UW/KI:** → S. 115

Cefuroxim Rp	HWZ 80min, Q_0 0.1, PPB 30%, PRC B, Lact +
Cefuroxim Actavis *Inf.Lsg. 0.75, 1.5g* **Cefuroxim Fresenius** *Inf.Lsg. 0.25, 0.75, 1.5g* **Cefuroxim-ratioph.** *Inf.Lsg. 0.25, 0.75, 1.5g* **Zinacef** *Inf.Lsg. 0.75, 1.5g*	**Atemwegs-, Harnwegs-, Haut-, HNO-, Knochen-, abdominelle Infektionen, Sepsis:** unkompliziert: 1.5-2.25g/d i.v.; schwer: 3-4.5g/d i.v. in 2-3ED, max. 6g/d; **Gonorrhoe:** 1 x 1.5g i.m.; **Ki. 1M-12J:** 30-100mg/kg/d in 3ED; **DANI** GFR > 30: 100%; 10-30: ini 750-1500mg, dann 2 x 500-750mg; < 5: 500-750mg alle 48h

Orales Cefuroxim s. Oralcephalosporine Gruppe 2 → S. 117

13.9.3 Parenterale Cephalosporine Gruppe 3a (Cefotaxim-Gruppe)

Empf.: Staphylokokken, Haemophilus influenzae, Proteus mirabilis, Streptokokken, Escherichia coli, Klebsiella pneumoniae, Gonokokken, Meningokokken, Salmonellen, Shigellen, Anaerobier, Morganella, Serratia; gegenüber der Cefuroximgruppe bessere Aktivität im gramnegativen Bereich; **resist.:** Enterokokken, Listerien, Pseudomonas, Clostridien, Legionellen, Mykoplasmen, Chlamydien, Treponema, MRSA, Bacteroides fragilis; **UW/KI** → S. 115

Cefotaxim Rp	HWZ 1 h, Q0 0.35, PPB 25-40%, PRC B, Lact +
Cefotaxim Fresenius *Inf.Lsg. 0.5, 1, 2g* **Cefotaxim HEXAL** *Inf.Lsg. 0.5, 1, 2g* **Cefotaxim-ratioph.** *Inf.Lsg. 0.5, 1, 2g* **Claforan** *Inf.Lsg. 0.5, 1, 2g*	**Atemwegs-, Harnwegs-, Haut-, Weichteil-, Knochen-, abdominelle Infektionen, Sepsis, Endokarditis, Meningitis:** 2 x 1-2g i.v.; schwere Infektion: 3-4 x 2-3g; **Gonorrhoe:** 1 x 0.5g i.v.; **Borreliose:** 6g/d i.v. in 2-3ED; **Ki. bis 12J:** 50-100mg/kg/d i.v. in 2ED; **FG:** max. 50mg/kg/d; **DANI** GFR < 10: 50%; < 5: 1g in 2ED

Ceftriaxon Rp	HWZ 8 h, Q0 0.5, PPB 85-95%, PRC B, Lact +
Cefotrix *Inf.Lsg. 0.5, 1, 2g* **Ceftriaxon HEXAL** *Inf.Lsg. 0.5, 1, 2g* **Ceftriaxon Kabi** *Inf.Lsg. 0.5, 1, 2g* **Ceftriaxon-ratioph.** *Inf.Lsg. 0.5, 1, 2g* **Rocephin** *Inf.Lsg. 0.5, 1, 2g*	**Atemwegs-, Harnwegs-, Haut-, Weichteil-, Knochen-, abdominelle Infektionen, Meningitis, Borreliose II-III:** 1 x 1-2g i.v.; schwere Infektion: 1 x 4g; **Gonorrhoe:** 1 x 250mg i.m.; **Ki. < 2W:** 1 x 20-50mg/kg; **2W-12J:** 1 x 20-80mg/kg; **Meningitis:** 1 x 100mg/kg i.v., max. 4g/d; **DANI** GFR: < 10: max. 2g/d

13.9.4 Parenterale Cephalosporine Gruppe 3b (Ceftazidim-Gruppe)

Empf. und resist.: weitgehend identisch mit Cefotaxim-Gruppe → S. 115, jedoch erheblich stärkere Pseudomonas-Aktivität; **UW/KI** → S. 115

Cefepim Rp	HWZ 2 h, Q0 0.07, PPB < 19%, PRC B, Lact ?
Maxipime *Inf.Lsg. 1, 2g*	**Sepsis, schwere Pneumonie, Harnwegs-, Gallenwegsinfektionen:** 2-3 x 2g i.v.; **Ki. 1-2M:** 2-3 x 30mg/kg/d; **2M bis 40kg:** 2-3 x 50mg/kg/d; **DANI** GFR > 50: 100%; 30-50: 1-2 x 2g; 11-30: 1 x 1-2g; < 10: 1 x 0.5-1g

Ceftazidim Rp	HWZ 1.7 h, Q0 0.05, PPB 10%, PRC B, Lact +
Ceftazidim HEXAL *Inf.Lsg. 0.5, 1, 2g* **Ceftazidim Pharmore** *Inf.Lsg. 0.5, 1, 2g* **Ceftazidim-ratioph.** *Inf.Lsg. 0.5, 1, 2g* **Ceftazidim Sandoz** *Inf.Lsg. 1, 2g* **Fortum** *Inf.Lsg. 0.5, 1, 2g*	**Atemwegs-, Harnwegs-, Haut-, Weichteil-, Knochen-, abdominelle Infektionen, Sepsis, Meningitis:** 2-3 x 1-2g i.v.; **Ki. 0-8W:** 2 x 12.5-30mg/kg i.v.; **2M-1J:** 2 x 25-50mg/kg; **1-14J:** 2 x 15-50mg/kg od 3 x 10-33mg/kg; max. 3 x 50mg/kg bzw. 6g/d; **DANI** GFR 31-50: 2 x 1g; 16-30: 1 x 1g; 6-15: 1 x 0.5g; < 5: 0.5g alle 48h

13.9.5 Oralcephalosporine Gruppe 1

Empf.: ähnliches Spektrum wie Cefazolin-Gruppe → S. 115; gute Aktivität gegen grampositive, geringe gegen gramnegative Keime; **resist.:** Pseudomonas, Enterokokken, Proteus vulgaris, Morganella, Citrobacter, Serratia, Enterobacter, Acinetobacter, Bacteroides fragilis, Listerien, Mykoplasmen, Chlamydien; **UW/KI** → S. 115

Cefaclor Rp	HWZ 30-60min, Qo 0.25, PPB 25%, PRC B, Lact +
CEC *Tbl. 250, 500mg; Brausetbl. 250, 500, 1000mg; Trockensaft (5ml = 125, 250mg)* **Cefaclor-ratioph.** *Kps. 500mg; Brausetbl. 500mg; Saft/Trockensaft (5ml = 125, 250mg)* **Infectocef** *Kps. 500mg; Trockensaft (5ml = 125, 250, 500mg)* **Panoral** *Kps. 500mg; Saft/Trockensaft (5ml = 125, 250mg)*	**Atemwegs-, HNO-, Harnwegs-, Haut-, Weichteilinfektionen:** 3 x 500mg p.o., max. 4g/d; unkomplizierte Infektion: 3 x 250mg; **Gonorrhoe:** 1 x 3g + 1g Probenecid p.o.; **Ki. < 6J:** 3 x 10mg/kg p.o., max. 1g/d; **6-10J:** 3 x 250mg p.o.; > **10J:** s. Erw.; **DANI** nicht erforderlich
Cefadroxil Rp	HWZ 1.2-1.7h, Qo 0.1, PPB 20%, PRC B, Lact +
Cefadroxil 1A *Tbl. 500, 1000mg; Trockensaft (5ml = 250, 500mg)* **Cefadroxil HEXAL** *Tbl. 500, 1000mg; Trockensaft (5ml = 250, 500mg)* **Grüncef** *Tbl. 1g; Trockensaft (5ml = 250, 500mg)*	**Atemwegs-, HNO-, Harnwegs-, Haut-, Weichteil-, Knochen-, gynäkologische Infektionen:** 2 x 1g p.o., max. 4g/d; **Ki. bis 40kg:** 25-100mg/kg/d p.o. in 2-4ED; **DANI** GFR 25-50: ini 1g, dann 2 x 500mg; 10-24: ini 1g, dann 1 x 500mg; < 10: ini 1g, dann 500mg alle 36h
Cefalexin Rp	HWZ 1h, Qo 0.04, PPB 6-15%, PRC B, Lact +
Cephalex ct *Tbl. 500, 1000mg* **Cephalexin-ratioph.** *Tbl. 500, 1000mg; Trockensaft (5ml = 250mg)*	**Atemwegs-, HNO-, Harnwegs-, Haut-, Weichteil-, Knocheninfektionen:** 3-4 x 0.5-1g p.o.; unkomplizierte Infektion: 2 x 500mg; **Ki. bis 12J:** 25-100mg/kg/d in 2-4ED; **DANI** GFR 15-30: Dosisintervall 8-12h; 5-14: 24h; < 5: 48h; GFR 20-50: max. 3g/d; 5-19: max. 1.5g/d; < 5: max. 0.5g/d

13.9.6 Oralcephalosporine Gruppe 2

Empf. u. resist.: weitgehend identisch mit Cefuroxim-Gruppe → S. 115; **UW/KI** → S. 115

Cefuroxim-Axetil Rp	HWZ 1.1-1.3h, Qo 0.1, PPB 20-50%, PRC B, Lact +
Cefudura *Tbl. 250, 500mg* **CefuHEXAL** *Tbl. 250, 500mg; Trockensaft (5ml = 125mg)* **Cefuroxim-ratioph.** *Tbl. 250, 500mg; Trockensaft (5ml = 125mg)* **Elobact** *Tbl. 125, 250, 500mg; Gran. 125, 250mg; Trockensaft (5ml = 125mg)* **Zinnat** *Tbl. 500mg*	**Atemwegs-, HNO-, Haut-, Weichteilinfektionen:** 2 x 250-500mg p.o.; **Harnwegsinfektion:** 2 x 125-250mg; **Gonorrhoe:** 1 x 1g p.o.; **Erythema migrans:** 2 x 500mg p.o. für 20d; **Ki. 3M-5J:** 2 x 10mg/kg p.o.; **> 5J:** 2 x 125-250mg; **DANI** max. 1g/d

13.9.7 Oralcephalosporine Gruppe 3

Empf. u. resist.: höhere Aktivität und breiteres Spektrum als Gruppe 2 gegen gramnegative Keime; etwas geringere Aktivität gegen grampositive Keime; **UW/KI** → S. 115

Cefixim Rp	HWZ 3-4h, Qo 0.5, PPB 65%, PRC B, Lact ?
Cefixdura *Tbl. 200, 400mg; Trockensaft (5ml = 100mg)* **Cefixim-ratioph.** *Tbl. 200, 400mg; Trinktbl. 400mg; Trockensaft (5ml = 100mg)* **Cephoral** *Tbl. 200, 400mg* **Infectoopticef** *Trockensaft (5ml = 100mg)* **Suprax** *Tbl. 400mg; Trockensaft (5ml = 100mg)*	**Atemwegs-, HNO-, Harnwegs-, Gallenwegs-infektionen:** 2 x 200mg p.o.; 1 x 400mg p.o.; **Ki. bis 12J:** 8mg/kg/d p.o.; **DANI** GFR < 20: 50%
Cefpodoxim-Proxetil Rp	HWZ 2.4h, Qo 0.2, PPB 40%
Cefpo Basics *Tbl. 100, 200mg* **Cefpodoxim-ratioph.** *Tbl. 100, 200mg* **Orelox** *Tbl. 100, 200mg; Trockensaft (5ml = 40mg)* **Podomexef** *Tbl. 100, 200mg; Trockensaft (5ml = 40mg)*	**Atemwegs-, HNO-, Harnwegs-, Haut-, Weichteilinfektionen:** 2 x 200mg p.o.; **Gonorrhoe:** 1 x 200mg p.o.; **Ki. 4W-12J:** 5-12mg/kg/d in 2ED; **DANI** GFR > 40: 100%; 10-40: Dosisintervall 24h; < 10: 48h; HD: 40-200mg nach Dialyse
Ceftibuten Rp	HWZ 1.53-2.5h, Qo 0.14, PPB 63%, PRC B, Lact ?
Keimax *Kps. 200, 400mg; Trockensaft (5ml = 90, 180mg)*	**Atemwegs-, HNO-, Harnwegsinfektionen:** 1 x 400mg p.o.; **Ki. 3M-12J:** 1 x 9mg/kg p.o.; **DANI** GFR > 50: 100%; 30-49: ini 400mg, dann 1 x 200mg; 5-29: ini 200mg, dann 1 x 100mg; HD: 400mg nach jeder Dialyse

13.10 Monobactame

Empf.: gramnegative aerobe Bakterien; **resist.:** grampositive und anaerobe Bakterien

Aztreonam Rp	HWZ 1.6h, Qo 0.2, PPB 56%, PRC B, Lact +
Cayston *Inh.Lsg. 75mg*	**Atemwegs-, Harnwegs-, Knochen-, Haut-, Weichteil-, abdominelle, gynäkologische Infektionen, Sepsis, Meningitis:** 2-3 x 0.5-2g i.v./i.m., max. 8g/d; **Ki. 1W-2J:** 3-4 x 30mg/kg; **> 2J:** 3-4 x 50mg/kg; **DANI** GFR > 30: 100%; 10-30: 50%; < 10: 25%; **chron. Pseudomonas-aeruginosa-Lungeninfektion bei Mukoviszidose:** ab 18J 3 x 75mg über 28d inhalieren; **DANI, DALI** nicht erforderlich

13.11 Cycline

13.11.1 Tetracycline

Empf.: zahlreiche grampositive u. gramnegative Bakterien, u.a. Chlamydien, Mykoplasmen, Rickettsien, Yersinien, Borrelien, Leptospiren, Treponemen, Aktinomyceten; **resist.:** Pseudomonas aeruginosa, Providencia, Serratia, Proteus, Morganella; **UW:** allergische Hautreaktionen, phototoxische Reaktionen, reversible Knochenwachstumsverzögerung (Ki. < 8J), irreversible Zahnverfärbung und Zahnschmelzschädigung (Ki. < 8J), intrakranieller Druck ↑, BB-Veränderungen, Superinfektion durch Bakterien bzw. Sprosspilze; **KI:** bekannte Überempfindlichkeit, schwere Leberfunktionsstrg., Niereninsuffizienz, Ki. < 8J, SS/SZ; **Ink:** Penicilline; **Ink** (Doxycyclin): Barbiturate, Carbamazepin, Phenytoin, Rifampicin

Doxycyclin Rp	HWZ 12-24h, Qo 0.7, PPB 80-90%, PRC D, Lact ?
Doxycyclin-ratioph. *Kps. 100mg; Amp. 100mg/5ml* **DoxyHEXAL** *Tbl. 100, 200mg; Amp. 100mg/5ml*	**HNO-, Atemwegs-, Harnwegsinfektionen, diverse Infektionen mit o.g. Erregern:** d1: 1 x 200mg p.o./i.v.; dann 1 x 100mg p.o./i.v.; **Ki. > 8J:** d1: 1 x 4mg/kg, dann 1 x 2mg/kg; **Borreliose:** 1 x 200mg für 14-21d; **Lues bei Penicillinallergie:** 1 x 300mg für 15d; **Akne vulgaris, Rosacea:** ini 100mg/d für 7-21d, dann 50mg/d; **DANI** nicht erforderlich; **DALI** KI bei schwerer Leberfktsstrg.
Minocyclin Rp	HWZ 11-22h, Qo 0.85, PPB 70-75%, PRC D, Lact +
Aknosan *Tbl. 50mg* **Minakne** *Tbl. 50mg* **Minoclir** *Kps. 50mg* **Minocyclin-ratioph.** *Kps. 50, 100mg* **Skid** *Tbl. 50, 100mg* **Udima** *Kps. 50, 100mg*	**HNO-, Atemwegs-, Harnwegsinfektionen, diverse Infektionen mit o.g. Erregern:** ini 200mg, dann 2 x 100mg p.o.; **Akne vulgaris:** 100mg/d in 2ED; **Ki. > 8J:** ini 4mg/kg, dann 2 x 2mg/kg; **DANI** nicht erforderlich; **DALI** KI bei schwerer Leberfktsstrg.
Tetracyclin Rp	HWZ 8-10h, Qo 0.12, PPB 36-64%, PRC D, Lact +
Tefilin *Kps. 250mg* **Tetracyclin Wolff** *Kps. 250, 500mg*	**HNO-, Atemwegs-, Urogenitaltrakt-, gastrointestinale Infektionen, diverse Infektionen mit o.g. Erregern:** 4 x 250-500mg p.o., max. 2g/d; **Ki. > 8J:** 25-35mg/kg/d p.o. in 2-4ED; **DANI, DALI** KI

13.11.2 Glycylcycline

Empf.: gegen zahlreiche grampositive und gramnegative Bakterien incl. Anaerobier und speziell gegen problematische Keime wie MRSA, VRE (E. faecalis und E. faecium), ESBL, Chinolon-resistente Escherichia coli, multiresistente Enterobacter und Acinetobacter; **resist.:** Pseudomonas aeruginosa; **UW:** Übelkeit, Erbrechen, Diarrhoe, Abszess, Infektionen, verlängerte aPTT u. Prothrombinzeit, Schwindel, Phlebitis, Bauchschmerzen, Dyspepsie, Anorexie, Transaminasen ↑, Bilirubinämie, Pruritus, Exanthem, Kopfschmerzen, Amylase und Harnstoff ↑; **KI:** bekannte Überempfindlichkeit gegen Tigecyclin bzw. gegen Tetracycline, SS; **WW:** Wirkungsverstärkung von Antikoagulanzien (engmaschige Kontrolle von PT, aPTT), Wirkungseinschränkung oraler Antikonzeptiva; **Ink:** nicht gleichzeitig über das selbe Infusionsbesteck: Amphotericin B, Amphotericin B-Lipidkomplex, Diazepam, Esomeprazol, Omeprazol

Tigecyclin Rp	HWZ 42h, PPB 71-89%, PRC D, Lact ?
Tygacil *Inf.Lsg. 50mg*	**Komplizierte Haut-, Weichteil- (außer diabetische Fußinfektion) und intraabdominelle Infektionen:** ini 100mg i.v., dann 2 x 50mg i.v. für 5-14d; **DALI** Child-Pugh C: ini 100mg, dann 2 x 25mg; **DANI** nicht erforderlich

13.12 Makrolide, Ketolide

Empf.: Strepto-, Pneumokokken, Chlamydien, Legionellen, Mycoplasma pneumoniae, Listerien, Aktinomyceten, Campylobacter, Helicobacter, Mycobacterium avium intracellulare (MAC); **resist.:** Brucellen, Enterobakterien, Nocardia, Mycoplasma hominis, Bacteroides fragilis, Fusobakterien, Pseudomonas; **UW:** allergische Hautreaktionen, Nausea, Erbrechen, Cholestase; **KI:** SZ; **Ink:** Carbamazepin, CSE-Hemmer, Ergotamine, Terfenadin, Theophyllin; **Ink** (Erythromycin): Alfentanil, Grapefruitsaft, Methadon; **Ink** (Clarithromycin): Rifabutin

Azithromycin Rp	HWZ 40h, Q0 0.8, PPB 12-52%, PRC B, Lact ?
Azi Teva *Tbl. 250, 500mg; Trockensaft (5ml = 200mg)* **Azithrobeta** *Tbl. 250, 500mg* **Azithromycin HEXAL** *Tbl. 250, 500mg; Trockensaft (5ml = 200mg)* **Ultreon** *Tbl. 600mg* **Zithromax** *Tbl. 250, 500mg; Trockensaft (5ml = 200mg)*	**HNO-, Atemwegs-, Haut-, Weichteilinfektionen, atypische Pneumonie:** 1 x 500mg für 3d p.o. oder 500mg an d1, dann 250mg d2-4; **Ki.:** 1 x 10mg/kg für 3d oder 10mg/kg an d1, dann 5mg/kg d2-4; **Gonorrhoe, Genitalinfektion mit Chlamydia trachomatis:** 1 x 1g p.o.; **MAC-Pro. bei HIV-Infektionen:** 1 x/W 1200mg p.o.; **DANI** GFR > 40: 100%

Clarithromycin Rp	HWZ 3-7h, Qo 0.6, PPB 72%, PRC C, Lact ?
Clarilind *Tbl. 250, 500mg* **Clarithromycin 1A** *Tbl. 250, 500mg; Trockensaft (5ml = 125, 250mg)* **Clarithromycin-ratioph.** *Tbl. 250, 500mg; Trockensaft (5ml = 125, 250mg)* **Klacid** *Tbl. 250, 500(ret.)mg; Trockensaft (5ml = 125, 250mg); Inf.Lsg. 500mg*	**HNO-, Atemwegs-, Haut-, Weichteilinfektionen, atypische Pneumonie:** 2 x 250-500mg p.o.; 2 x 500mg i.v.; **Ki. 6M-12J:** 15mg/kg/d p.o. in 2ED; **H.P.-Eradikation:** 2 x 500mg p.o. + 2 x 1g Amoxycillin + 2 x 20mg Omeprazol; **DANI** GFR < 30: p.o.: 50%; i.v. d1: 100%, ab d2: 50%
Erythromycin Rp	HWZ 2-3h, Qo > 0.8, PPB 60-70%, PRC B, Lact +
EryHEXAL *Tbl. 500mg; Gran. 1000mg; Trockensaft (5ml = 200, 400mg)* **Erythrocin** *Tbl. 500mg; Inf.Lsg. 500, 1000mg* **Erythromycin-ratioph.** *Tbl. 500mg; Gran. 500, 1000mg* **Infectomycin** *Trockensaft (5ml = 100, 200, 400, 600mg)* **Paediathrocin** *Gtt.(2.5ml = 100mg); Trockensaft (5ml = 200mg)*	**HNO-, Haut-, Atemwegsinfektionen, atypische Pneumonie:** 3-4 x 500mg p.o., 4 x 0.5-1g i.v., max. 4g/d; **Ki. < 8J:** 30-50mg/kg/d p.o. in 3-4ED; **8-14J:** 1-2g/d p.o. in 3-4ED; **Gonorrhoe:** 3 x 1g p.o. für 7d; **Lues Primärstadium:** 3 x 1g p.o. für 15d; **Urethritis durch Chlamydia trachomatis, Ureaplasma urealyticum:** 3 x 1g p.o. für 7d; **DANI** Krea (mg/dl) > 2: max. 2g/d
Roxithromycin Rp	HWZ 12h, Qo 0.7, PPB 95%
Romyk *Tbl. 150, 300mg* **Roxibeta** *Tbl. 150, 300mg* **RoxiHEXAL** *Tbl. 50, 150, 300mg* **Rulid** *Tbl.150, 300mg*	**HNO-, Atemwegs-, Haut-, Urogenitaltraktinfektionen:** 2 x 150mg, 1 x 300mg p.o.; **Ki. bis 40kg:** 5-7.5mg/kg/d p.o. in 2ED; **> 40kg:** s. Erw.; **DANI** nicht erforderlich; **DALI** 50%
Telithromycin Rp	HWZ 10h, PPB 60-70%
Ketek *Tbl. 400mg*	**HNO-, Atemwegsinfektionen:** 1 x 800mg p.o.; **DANI** GFR < 30: 50%; **DALI** nicht erforderlich

13.13 Lincosamide

Empf.: Pneumo-, Staphylo-, Streptokokken, Corynebacterium diphtheriae, Anaerobier, Bacteroides fragilis, Clostridium perfringens; **resist.:** Enterobakterien, Pseudomonas aeruginosa, Entero-, Gono-, Meningokokken, Haemophilus influenzae, Mykoplasmen, Listerien; **UW:** Übelkeit, Erbrechen, Diarrhoe, pseudomembranöse Kolitis, allergische Hautreaktionen, Erythema exsudativum, Thrombophlebitis (i.v.-Anwendung); **KI:** SS/SZ; Anw.Beschr. bei Myasthenia gravis; **Ink:** Aminoglykoside

Clindamycin Rp	HWZ 1.5-5h, Q0 > 0.8, PPB 90%, PRC B, Lact ?
Clindabeta *Kps. 300mg* **ClindaHEXAL** *Kps. 150, 300mg; Tbl. 450, 600mg* **Clindamycin-ratioph.** *Kps. 150, 300mg; Tbl. 600mg; Amp. 300mg/2ml, 600mg/4ml, 900mg/6ml* **Clindasol** *Tbl. 150, 300, 600mg; Amp. 300mg/2ml, 600mg/4ml, 900mg/6ml;* **Clin Sanorania** *Kps. 150, 300mg* **Dentomycin** *Kps. 300mg* **Sobelin** *Kps. 75, 150, 300mg; Gran. (5ml = 75mg); Amp. 300/2ml, 600mg/4ml;* **Turimycin** *Kps. 300mg*	**HNO-, Zahn-, Kiefer-, Atemwegs-, abdominelle, Haut-, Knochen-, Weichteilinfektionen:** 4 x 150-450mg p.o.; 2-4 x 200-600mg i.v./i.m., max. 4.8g/d i.v.; **Ki. 4W-14J:** 8-25mg/kg/d p.o. in 3-4ED; 20-40mg/kg/d i.v./i.m. in 3-4ED; **DANI** nicht erforderlich

13.14 Aminoglykoside

Empf.: Enterobakterien, Pseudomonas, Staphylokokken, Serratia, Yersinien, Pasteurellen, Brucellen; **resist.:** Streptokokken, Pneumokokken, Enterokokken, Anaerobier; **UW:** Schädigung des N. vestibulocochlearis, neuromuskuläre Blockade, Parästhesien, Nierenschäden, Blutbildveränderungen, allergische Reaktionen; **KI:** Vorschädigung des N. vestibulocochlearis, terminale Niereninsuffizienz, SS/SZ

Amikacin Rp	HWZ 2.3h, Q0 0.02, PPB 10%, ther. Serumspiegel (mg/l): min. < 10, max. 25
Amikacin Fresenius *Inf.Lsg. 250, 500mg*	**Atemwegs-, abdominelle, Urogenitalinfektionen, Sepsis, Endokarditis, Meningitis, Verbrennungen:** 10-15mg/kg i.v./i.m.; max. 1.5g/d, max. Gesamtdosis: 15g; **Ki. < 6J:** ini 10mg/kg, dann 2 x 7.5mg/kg i.v./i.m.; **> 6J:** s. Erw.; **DANI** GFR < 70: ini 7.5mg/kg, dann Krea (mg/dl) x 9 = Dosisintervall (h); Kontrolle Serumspiegel!

Gentamicin Rp	HWZ 2h, Q0 0.02, PPB < 10%, ther. Serumspiegel (mg/l): min. < 2, max. 10-12
Genta ct *Amp. 40mg/1ml, 80mg/2ml* **GentamicinHEXAL** *Amp. 40mg/1ml, 80mg/2ml, 160mg/2ml* **Gentamicin-ratioph.** *Amp. 40mg/1ml, 80mg/2ml, 160mg/2ml* **Refobacin** *Amp. 10mg/2ml, 40mg/1ml, 80mg/2ml, 120mg/2ml*	**Abdominelle, Urogenital-, Knocheninfektionen, nosokomiale Pneumonie, Sepsis, Endokarditis, gramnegative Meningitis:** ini 1.5-2mg/kg, Erhaltungsdosis 1 x 3-6mg/kg i.v./i.m. (als Kurzinfusion über 60min); **Ki. bis 3W:** 4-7mg/kg/d i.v./i.m. in 1-2 ED; **> 4W:** 3 x 1.5-2.5mg/kg; **DANI** s. FachInfo

Tobramycin Rp	HWZ 2h, Qo 0.02, keine PPB, ther. Serumspiegel (mg/l): min. < 2, max. 12
Bramitob *Inh.Amp. 300mg/4ml* **Gernebcin** *Inj.Lsg. 20mg/2ml, 40mg/1ml, 80mg/2ml, 160mg/2ml* **Tobi** *Inh.Amp. 300mg/5ml* **Tobi Podhaler** *Inh.Kps. 28mg* **Tobra-cell** *Inj.Lsg. 20mg/2ml, 40mg/1ml, 80mg/2ml*	**Atemwegs-, Harnwegs-, abdominelle, Knochen-, Haut-, Weichteilinfektionen, Sepsis, Endokarditis, gramneg. Meningitis:** ini 1.5-2mg/kg/d über 30-60min i.v., dann 3 x 1-2mg/kg i.v./ i.m.; **NG:** 2 x 2.5mg/kg i.v./ i.m.; **Sgl.:** 3 x 1.5-2.5mg/kg i.v./i.m.; **Ki.:** 3 x 2-2.5mg/kg i.v./i.m.; **chron. Lungeninfektion mit Pseudomonas aeruginosa bei Mukoviszidose: Ki. > 6J:** 2 x 300mg (Amp.) bzw. 2 x 112mg (Kps.) inhalieren für 28d, dann 28d Pause; **DANI** s. FachInfo; Bramitob, Tobi, Tobi Podhaler, Tobra-cell nur Zul. bei chron. Lungeninfektion mit Pseud. aeruginosa bei Mukoviszidose

13.15 Chinolone (Gyrasehemmer)

13.15.1 Fluorierte Chinolone Gruppe I

Empf.: Enterobakterien, Salmonellen, Shigellen, Gonokokken; **resist.:** Anaerobier, Chlamydien, Mykoplasmen, E. faecium, Ureaplasmen; **UW:** allergische Hautreaktionen, Photosensibilisierung, Muskelschwäche, Muskelschmerzen, Tachykardie, RR↓, ZNS-Strg., Cholestase, Hepatitis; **KI:** Ki. in der Wachstumsphase, SS/SZ; **Ink** (Fluorochinolone): Antazida, Kalziumsalze, Didanosin, Sucralfat, Theophyllin; **Ink** (Norfloxacin): Milch

Norfloxacin Rp	HWZ 2-4h, Qo 0.7, PPB < 15%, PRC C, Lact ?
Barazan *Tbl. 400mg* **NorfloHEXAL** *Tbl. 400mg* **Norflosal** *Tbl. 400mg* **Norfloxacin-ratioph.** *Tbl. 400mg* **Norfluxx** *Tbl. 400mg*	**Harnwegsinfektion, Prostatitis, bakterielle Enteritis:** 2 x 400mg p.o.; **Gonorrhoe:** 1 x 800mg p.o.; **Pro. gramnegative Infektion bei Neutropenie:** 2-3 x 400mg; **DANI** GFR < 30: 1 x 400mg

13.15.2 Fluorierte Chinolone Gruppe II

Empf.: hohe Aktivität gegen Enterobakterien, Haemophilus influenzae, Legionella, unterschiedliche Aktivität gegen Pseudomonas aeruginosa, schwache Aktivität gegen Staphylo-, Pneumo-, Enterokokken, Mykoplasmen, Chlamydien; **UW/KI/Ink:** s. fluorierte Chinolone Gruppe I ; **Ink** (Ciprofloxacin): Milch, Sulfonylharnstoffe

Ciprofloxacin Rp	HWZ 3-6h, Qo 0.5, PPB 20-30%, PRC C, Lact -
Ciprobay *Tbl. 100, 250, 500, 750mg; Trockensaft (5ml = 250, 500mg); Inf.Lsg. 100mg/50ml, 200mg/100ml, 400mg/200ml* **Ciprobeta** *Tbl. 100, 250, 500, 750mg* **Cipro HEXAL** *Tbl. 100, 250, 500, 750mg; Inf.Lsg. 100mg/50ml, 200mg/100ml, 400mg/200ml*	**HNO-, Atemwegs-, Urogenital-, abdominelle, Haut-, Weichteil-, Knocheninfektionen, Sepsis, Neutropenie:** 2 x 250-750mg p.o.; 2 x 200-400mg i.v.; **unkomplizierte Harnwegsinfektion:** 2 x 100mg p.o./i.v.;

Ciprofloxacin-ratioph. *Tbl. 100, 250, 500, 750mg* **Gyracip N** *Tbl. 250, 500, 750mg* **Keciflox** *Tbl. 250, 500, 750mg*	**DANI** GFR < 30: max. 500mg/d p.o., max. 400mg/d i.v.
Enoxacin Rp	HWZ 4.3-6.4h, Qo 0.2, PPB 30%, PRC C, Lact ?
Enoxor *Tbl. 200mg*	**HNO-, Atemwegs-, Hautinfektionen:** 2 x 400mg p.o.; **unkomplizierte Harnwegsinfektion:** 2 x 200mg für 3d; **DANI** GFR < 30: max. 2 x 200mg
Ofloxacin Rp	HWZ 5-7.5h, Qo 0.1, PPB 25%, PRC C, Lact -
OfloHEXAL *Tbl. 100, 200, 400mg* **Oflox ct** *Tbl. 200, 400mg* **Ofloxacin-ratioph.** *Tbl. 100, 200, 400mg* **Tarivid** *Tbl. 200, 400mg; Inf.Lsg. 200mg/100ml* **Uro-Tarivid** *Tbl. 100mg*	**HNO-, Atemwegs-, Urogenital-, abdominelle, Weichteil-, Haut-, Knocheninfektionen, Enteritis, Neutropenie:** 2 x 200mg p.o./i.v.; **unkomplizierte Harnwegsinfektion:** 2 x 100mg p.o./i.v. für 3d; **Gonorrhoe:** 1 x 400mg p.o.; **DANI** GFR 20-50: 100-200mg/d; < 20, HD: 100mg/d; **DALI** max. 400mg/d

13.15.3 Fluorierte Chinolone Gruppe III

Empf.: zusätzlich Aktivität gegen Staphylokokken, Pneumokokken, Streptokokken, Chlamydien, Mykoplasmen; **UW/KI/Ink:** s. fluorierte Chinolone Gruppe I

Levofloxacin Rp	HWZ 7h, Qo 0.23, PPB 30-40%, PRC C, Lact -
Levoflox ct *Tbl. 250, 500mg* **Levofloxacin Actavis** *Tbl. 250, 500mg; Inf.Lsg. 250mg/50ml, 500mg/100ml* **Levofloxacin Hexal** *Tbl. 250, 500mg* **Tavanic** *Tbl. 250, 500mg; Inf.Lsg. 250mg/50ml, 500mg/100ml*	**Atemwegsinfektion, Sinusitis, ambulant erworbene Pneumonie, Haut- und Weichteil-, Harnwegsinfektionen, Prostatitis:** 1-2 x 250-500mg p.o./i.v.; **DANI** GFR 20-50: max. 2 x 250mg; 10-19: max. 2 x 125mg; < 10, HD: max. 1 x 125mg

13.15.4 Fluorierte Chinolone Gruppe IV

Empf.: zusätzlich verbesserte Aktivität gegen Anaerobier; **UW/KI/Ink:** s. fluorierte Chinolone Gr. I ; **Ink** (Moxifloxacin): Amiodaron, Chinin, Disopyramid, Erythromycin, Sotalol

Moxifloxacin Rp	HWZ 12h, Qo 0.8, PPB 41%, PRC C
Actira *Tbl. 400mg* **Avalox** *Tbl. 400mg; Inf.Lsg. 400mg/250ml*	**Atemwegsinfektionen, ambulant erworbene Pneumonie, Sinusitis, komplizierte Haut-/ Weichteilinfektionen:** 1 x 400mg p.o./i.v.; **DANI** nicht erforderlich; **DALI** Child-Pugh C: KI

13.16 Folsäureantagonisten

13.16.1 Sulfonamide

Empf.: Toxoplasmen in Komb. mit Pyrimethamin; **UW:** Übelkeit, Erbrechen, allergische Reaktionen, Erythema exsudativum multiforme, Photosensibilisierung, Nierenschädigung, Blutbildveränderungen; **KI:** Sulfonamidüberempfindlichkeit, Erythema exsudativum in der Anamnese, schwere Leber- und Nierenfunktionsstrg., SS (1. + 3. Trim.), strenge Ind.Stell. in der SZ

Sulfadiazin Rp	HWZ 7-16h, Qo 0.45, PPB 55%, PRC C, Lact -
Sulfadiazin-Heyl *Tbl. 500mg*	**Toxoplasmose:** 2-4g/d p.o. in 3-6ED; **Ki. > 2M:** 65-150mg/kg/d in 3-6ED; max. 1.5g/d; Kombination mit Pyrimethamin; **DANI** GFR < 25: KI; **DALI** KI bei schwerer Funktionsstrg.

13.16.2 Trimethoprim und Sulfonamid-Kombinationen

Empf. (Cotrimoxazol): fast alle aeroben Bakterien; Pneumocystis jirovecii (carinii); **resist.** (Cotrimoxazol): Pseudomonas aeruginosa, Treponema, Clostridien, Leptospiren, Rickettsien, Chlamydia psittaci, Mykoplasmen; **UW** (Cotrimoxazol): Exantheme, Photodermatosen, Lyell-Syndr., BB-Veränderungen, hämolytische Anämie; **KI** (Cotrimoxazol): Sulfonamidüberempfindlichkeit, G-6-PDH-Mangel, schwere Blutbild-veränderungen, schwere Niereninsuffizienz, SS/SZ; **Ink** (Cotrimoxazol): Didanosin

Trimethoprim Rp	HWZ 5-17h, Qo 0.5, PRC C, Lact +
Infectotrimet *Tbl. 50, 100, 150, 200mg; Saft (5ml = 50, 100mg)*	**Unkomplizierte Harnwegsinfektion:** 2 x 150-200mg p.o.; **Ki. < 12J:** 2 x 3mg/kg; **DANI** GFR: 15-25: 2 x 200mg für 3d, dann 1 x 100mg; 10-15: 2 x 100mg; < 10: KI; **Pro. rezidivierende Harnwegsinfektion:** 1 x 100mg; **Ki. < 12J:** 1 x 2mg/kg

Trimethoprim + Sulfamethoxazol Rp (Cotrimoxazol)	Qo (T/S) 0.5/0.8, PPB 65%/40%, PRC C, Lact ?
CotrimHEXAL *Tbl. 160+800mg* **Cotrim-ratioph.** *Tbl. 80+400, 160+800mg; Saft (5ml = 40+200, 80+400mg); Amp. 80+400mg/5ml* **Eusaprim** *Tbl. 160+800mg; Saft (5ml = 40+200, 80+400mg)* **Kepinol** *Tbl. 20+100mg, 80+400, 160+800mg* **Sigaprim** *Tbl. 80+400, 160+800mg*	**Atemwegs-, HNO-, Harnwegs-, Genitaltraktinfektionen, bakterielle Enteritis, Salmonellose, Shigellose, Nocardiose:** 2 x 160+800mg p.o./i.v.; **Ki. 6W-5M:** 2 x 20+100mg; **6M-5J:** 2 x 40+200mg; **6-12J:** 2 x 80+400mg; **DANI** GFR > 30: 100%; 15-30: 50%; < 15: KI; **DALI** KI bei schwerer Fktsstrg.; **Pneumocystis-jirovecii-Pneumonie:** 20+100mg/kg/d p.o./i.v. in 4ED für 21d

13.17 Nitroimidazole

Empf.: obligat anaerobe Bakterien (u.a. Bacteroides, Clostridium), Campylobacter, Helicobacter, Gardnerella vaginalis; Protozoen: Trichomonas vaginalis, Giardia lamblia, Entamoeba histolytica; **resist.:** alle aeroben und fakultativ anaeroben Bakterien, Aktinomyceten, Propionibakterien; **UW:** GI-Strg., bitterer Geschmack, ZNS-Strg., allergische Hautreaktionen, Alkoholunverträglichkeit; **KI:** SS (1. Trim.), SZ; **Ink:** Alkohol, Disulfiram, Fluorouracil

Metronidazol Rp	HWZ 7 (10) h, Qo 0.85 (0.3), PPB < 20%, PRC B, Lact ?
Arilin *Tbl. 250, 500mg; Vaginalsupp. 100, 1000mg* **Clont** *Tbl. 250, 400mg* **Flagyl** *Tbl. 400mg* **Metronidazol Fresenius** *Inf.Lsg. 500mg* **Metronidazol-ratioph.** *Tbl. 400mg* **Metronidazol Rotexmedica** *Inf.Lsg. 500mg* **Vagimid** *Tbl. 250, 500mg; Vaginaltbl. 100mg*	**Abdominelle, Genital-, Atemwegs-, Knochen-, Zahn-Mund-Kiefer-Infektionen, Sepsis, Endokarditis, Hirnabszess, Amöbiasis, Lambliasis:** 0.8-1g/d p.o., max. 2g/d in 2-3ED; 2-3 x 500mg i.v., Ther.dauer max. 10d; **Ki.:** 20-30mg/kg/d p.o./i.v.; **Trichomoniasis:** 1 x 100mg vaginal für 6d, Mitbehandlung des Partners: 1 x 2g p.o.; **DANI** GFR < 10: max. 1g/d

13.18 Nitrofurane

Empf.: Enterococcus faecalis, Staph. saprophyticus, E. coli; **resist.:** Proteus mirabilis, Proteus vulgaris, Pseudomonas aeruginosa; **UW:** Schwindel, Ataxie, Nystagmus, Arzneimittelfieber, Pruritus, Urtikaria, angioneurotisches Ödem, Kopfschmerzen, allergisches Lungenödem, interstitielle Pneumonie, Pleurirtis, Atemnot, Husten, Thoraxschmerz, Appetitlosigkeit, Übelkeit, Erbrechen; **KI:** bekannte Überempfindlichkeit, Niereninsuffizienz jeden Grades, Oligurie, Anurie, pathologische Leberenzymwerte, Glukose-6-Phosphat-Dehydrogenase-Mangel, Polyneuropathien, SS im letzten Trimenon, FG u. Sgl. < 3M

Nitrofurantoin Rp	HWZ 20min-1h, Qo 0.7, PPB 50-60%, PRC B, Lact
Furadantin *Kps. 50, 100(ret.)mg* **Nifurantin** *Tbl. 50, 100mg* **Nifuretten** *Tbl. 20mg* **Nitrofurantoin retard-ratioph.** *Kps. 100(ret.)mg* **Uro-Tablinen** *Tbl. 50mg*	**Harnwegsinfektion**: 3-4 x 100mg p.o.; 2-3 x 100mg ret.; **Ki.:** 5mg/kg/d; **Langzeittherapie:** 2-3 x 50mg; 1-2 x 100mg ret.; **Ki.:** 2-3mg/kg/d; **DANI** KI

13.19 Carbapeneme

Empf.: fast alle grampositiven u. gramnegativen Bakterien; **resist.** (Doripenem): E. faecium, MRSA, Stenotrophomonas maltophilia; **resist.** (Ertapenem, Imipenem, Meropenem): MRSA, Burkholderia cepacia, Xanthomonas maltophilia, E. faecium; **UW** (Doripenem): Kopfschmerzen, Übelkeit, Diarrhoe, Leberenzyme ↑, Pruritus, Hautausschlag, Phlebitis, orale Candidose, mykotische Vulva-Infektion, Überempfindlichkeitsreaktionen: Clostridium-difficile-Colitis, Neutropenie, Anaphylaxie, toxische epidermale Nekrolyse, Stevens-Johnson-Syndrom; **UW** (Ertapenem, Imipenem, Meropenem): Erbrechen, Diarrhoe, Transaminasen ↑, allergische Reaktion, BB-Veränderungen, ZNS-Strg.; **KI** (Doripenem): SS/SZ, Ki. und Jugendliche < 18J, Überempfindlichkeit gegen andere Antibiotika vom

Carbapenem-Typ, schwere Überempfindlichkeit (z.B. anaphylaktische, schwere Hautreaktion) gegen jegliche Art eines Beta-Laktam-Antibiotikums (z.B. Penicilline oder Cephalosporine); **KI** (Ertapenem, Imipenem, Meropenem): SS/SZ, Ki. < 3M; **Ink** (Doripenem): Probenecid, Valproinsäure (alternative antibakterielle oder ergänzende antiepileptische Therapien in Betracht ziehen); **Ink** (Imipenem/Cilastatin): Ganciclovir	
Doripenem Rp	HWZ 1h, PPB 8%, PRC C, Lact -
Doribax *500mg Pulver zur Herstellung einer Inf.Lsg.*	**Nosokomiale Pneumonie:** 500mg alle 8h über 1 oder 4h i.v.; **komplizierte intraabdominelle Infektion, komplizierte Harnwegsinfektion:** 500mg alle 8h über 1h i.v.; **DANI** GFR 51-79: 100%; 30-50: 250mg alle 8h; < 30: 250mg alle 12h; **DALI** nicht erforderlich
Ertapenem Rp	HWZ 4h, PPB 92-95% , PRC B, Lact ?
Invanz *Inf.Lsg. 1g*	**Abdominelle, akute gynäkologische Infektionen, ambulant erworbene Pneumonie:** 1 x 1g i.v.; **Ki. 3M-12J:** 2 x 15mg/kg/d i.v.; **DANI** GFR > 30: 100%; < 30, HD: KI; **DALI** nicht erforderlich
Imipenem + Cilastatin Rp	HWZ 0.9/1h, Q0 0.3/0.1, PPB 20/35%, PRC C, Lact ?
Imipenem/Cilastatin Hexal *Inf.Lsg. 500+500mg/100ml* **Zienam** *Inf.Lsg. 500+500mg/100ml*	**Atemwegs-, Harnwegs-, abdominelle, Genital-, Haut-, Knochen-, Weichteilinfektionen, Sepsis, neutropenisches Fieber:** 3-4 x 500+500-1000+1000mg i.v., max. 50+50mg/kg/d bzw. max. 4+4g/d; **Ki. < 3M:** 50+50mg/kg/d in 2-3ED; **> 3M:** 60+60mg/kg/d i.v. in 4ED, max. 2+2g/d; **DANI** GFR 41-70: max. 3 x 750+750mg; 21-40: max. 4 x 500+500mg; 6-20: max. 2 x 500+500mg
Meropenem Rp	HWZ 1h, Q0 0.12, PPB 2%, PRC B, Lact ?
Meronem *Inf.Lsg. 500, 1000mg* **Meropenem Hexal** *Inf.Lsg. 500, 1000mg* **Meropenem Kabi** *Inf.Lsg. 500, 1000mg*	**Atemwegs-, Harnwegs-, abdominelle, Genital-, Haut-, Weichteilinfektionen, Sepsis, neutropenisches Fieber:** 3 x 0.5-1g i.v.; **Ki. > 3M:** 3 x 10-20mg/kg i.v.; **Meningitis:** 3 x 2g i.v.; **Ki.:** 3 x 40mg/kg i.v.; **DANI** GFR > 50: 100%; 26-50: 2 x 0.5-1g; 10-25: 2 x 250-500mg; < 10: 1 x 250-500mg

13.20 Glykopeptide

Empf.: an-/aerobe grampositive Bakterien, MRSA; **resist.:** alle gramnegativen Bakterien, Mykoplasmen, Chlamydien, Enterobakterien; **UW:** allergische Reaktionen, Thrombophlebitis, oto-/nephrotoxisch, Blutbildveränderungen; **KI:** SS/Z; **Ink** (Vancomycin): Aminoglykoside, stabilisierende Muskelrelaxantien

Teicoplanin Rp	HWZ 70-100h, Qo 0.3, PPB 90%
Targocid *Amp. 100/1.8ml, 200mg/3.2ml, 400mg/3.2ml*	**Atemwegs-, Harnwegs-, Magen-Darm-Trakt-, Haut-, Knochen-, Weichteilinfektionen, Sepsis, Endokarditis:** d1: 1 x 400mg, max. 800mg, dann 1 x 200-400mg i.v./i.m.; **Ki. < 2M:** d1: 16mg/kg i.v./i.m., dann 1 x 8mg/kg; **2M-12J:** d1: 10mg/kg alle 12h, dann 1 x 6-10mg/kg i.v./i.m.; **DANI** GFR 40-60: ab d4 50%; < 40: GFR/100 x normale Dosis; HD: ini 800mg, dann 1 x 400mg/W
Vancomycin Rp	HWZ 4-6(15)h, Qo 0.05, PPB 55% ther. Serumspiegel (mg/l) min. 5-10, max. 30-4(
Vanco Cell *Inf.Lsg. 0.5, 1g* **Vancomycin Enterocaps** *Kps. 250mg* **Vancomycin Hikma** *Inf.Lsg. 0.5, 1g* **Vancomycin-ratioph.** *Inf.Lsg. 0.5, 1g*	**Knochen-, Weichteilinfekte, Pneumonie, Sepsis, Endokarditis:** 4 x 500mg oder 2 x 1g i.v.; **NG/Sgl.:** ini 15mg/kg/d, ED: 2-3 x 10mg/kg/d; **Ki. < 12J:** 4 x 10mg/kg i.v.; **DANI** GFR: 100: 100%, 70: 70%; 30: 30%; 10: 10%; HD: ini 1g, dann 1g alle 7-10d; **pseudomembranöse Enterocolitis:** 0.5-2g/d p.o. in 3-4ED; **Ki.:** 40mg/kg/d; Spiegelkontrollen bei längerer Anw., v.a. bei NI, gleichzeitiger Anwendung oto-/nephrotox. Subst.

13.21 Lipopeptide

Empf.: Staph. aureus, alle anderen grampos.n Keime incl. multiresistente Keime; **resist.:** alle gramneg. Keime; **UW:** Pilzinfektionen, Kopfschmerzen, Übelkeit, Erbrechen, Durchfall, Exanthem, Reaktion an Infusionsstelle, Leberenzyme ↑ (GOT, GPT, AP), CK ↑, Geschmacksstrg., supraventrikuläre Tachykardie, Extrasystolie, Flush, RR ↑/RR ↓, Obstipation, Bauchschmerzen, Dyspepsie, Glossitis, Ikterus, Pruritis, Urtikaria, Myositis, Muskelschwäche/-schmerzen, Arthralgie, Vaginitis, Pyrexie, Schwäche, Erschöpfung, Schmerzen, Elektrolytstrg., Kreatinin ↑, Myoglobin ↑, LDH ↑; **KI:** bekannte Überempfindlichkeit, SS/SZ

Daptomycin Rp	HWZ 8-9h, PPB 90% PRC B, Lact ?
Cubicin *Inf.Lsg. 350, 500mg*	**Komplizierte Haut-/Weichteilinfektionen:** 1 x 4mg/kg i.v. für 10-14d; **Staph.-aureus-Bakteriämie, rechtsseitige Endokarditis mit Staph. aureus:** 1 x 6mg/kg i.v.; **DANI** GFR > 30: 100%; < 30, HD: 4mg/kg alle 48h; **DALI** Child-Pugh A, B: 100%; C: keine Daten

13.22 Oxazolidinone

Empf.: alle grampositiven Keime; **resist.:** alle gramnegativen Keime; **UW:** Kopfschmerzen, Juckreiz, Übelkeit, Erbrechen, Diarrhoe, Candidiasis, Mykosen, metallischer Geschmack, Blutbildveränderungen, Transaminasen ↑, aP ↑, LDH ↑, Harnstoff ↑, Lipase ↑, Amylase ↑, CK ↑, Glukose ↑, Gesamteiweiß ↓, Albumin ↓, Na ↓, Ca ↓, Kalium ↑ ↓, Bicarbonat ↑ ↓; **KI:** bekannte Überempfindlichkeit, unkontrollierbare Hypertonie, Phäochromozytom, Karzinoid, Thyreotoxikose, bipolare Depression, schizoaffektive Psychose, akute Verwirrtheitszustände, gleichzeitige Anwendung von Serotonin-Wiederaufnahmehemmer, trizyklische Antidepressiva, Serotonin-5HT1-Rezeptor-Agonisten (Triptane), direkt oder indirekt wirkende Sympathomimetika incl. adrenerger Bronchodilatatoren, Pseudoephedrin, Phenylpropanolamin, Adrenalin, Noradrenalin, Dopamin, Dobutamin

Linezolid Rp	HWZ 5h, PPB 31%, PRC C, Lact ?
Zyvoxid *Tbl. 600mg; Gran. (5ml = 100mg); Inf.Lsg. 600mg/300ml*	**Nosokomiale, ambulant erworbene Pneumonie, schwere Haut-, Weichteilinfektionen:** 2 x 600mg p.o./i.v. für 10-14d, max. 28d, nach 14d Blutbildkontrolle; **DANI, DALI** nicht erforderlich

13.23 Antimykotika zur topischen Anwendung

Empf. (Amphotericin B): Candida, Aspergillus fumigatus; **empf.** (Natamycin): Candida; **empf.** (Nystatin): Candida, Blastomyces, Coccidioides, Histoplasma, Aspergillus; **UW** (Amphotericin B): allergische Hautreaktionen, Glossitis, Übelkeit, Erbrechen, Diarrhoe; **UW** (Nystatin): bei hoher Dosis Brechreiz; **KI** (Amphotericin B): bek. Überempfindlichkeit

Amphotericin B Rp	
Ampho-Moronal *Tbl. 100mg; Lutschtbl. 10mg; Susp. (1ml = 100mg)*	**Mundsoor:** 4 x 1Tbl. bzw. 4 x 1ml p.o., bis 2-3d nach Verschwinden der sichtbaren Symptome
Natamycin Rp	
Pimafucin *Lutschtbl. 10mg*	**Mundsoor:** 4-6 x 10mg p.o.
Nystatin OTC	PRC C, Lact ?
Adiclair *Tbl. 500000IE; Susp. (1ml = 100.000IE); Mundgel (1g = 100000IE)* **Biofanal** *Tbl. 500000IE; Susp. (1ml = 100.000IE); Mundgel (1g = 100000IE)* **Moronal** *Tbl. 500000IE; Susp. (1ml = 100000IE)* **Mykundex** *Tbl. 500000IE; Susp. (1ml = 100.000IE)* **Nystatin Stada** *Tbl. 500000IE*	**Candida-Infektion:** Mundhöhle: 4-6 x 100000IE p.o.; Magen-Darm-Trakt: 3 x 1-2Tbl.; **Ki.** s. Erw.; **DANI** nicht erforderlich

14 Anhang

14.1 Abkürzungsverzeichnis

α_1-AT	α_1-Antitrypsin
ABGA	arterielle Blutgasanalyse
ABPA	Allergische bronchopulmonale Aspergillose
ACC	Acetylcystein
AECOPD	akute (Infekt-)Exazerbation einer COPD
Amp.	Ampulle
ARDS	acute respiratory distress syndrome (akutes Atemnotsyndrom des Erwachsenen)
ARI	akute respiratorische Insuffizienz
AT	Akuttherapie
BHR	bronchiale Hyperreagibilität
BMI	body mass index
BODE-Index	Index aus Body Mass Index, obstruction, dyspnoe, exercise
BOOP	Bronchiolitis obliterans mit organisierender Pneumonie = COP
BVRS	bronchoskopische Lungenvolumenreduktion
CA	Carboanhydrase
CaO_2	Sauerstoffgehalt
CAT	COPD-Assessment-Test
CB	chronisch obstruktive Bronchitis
CO	Kohlenmonoxid
CO_2	Kohlenstoffdioxid
COP	cryptogenic organising pneumonia (kryptogene organisierende Pneumonie) = BOOP
COPD	chronic obstructive pulmonary disease (chronisch obstruktive Atemwegserkrankung)
CRP	C-reaktives Protein
CT	Computertomografie
d	Tag
DA	Dosieraerosol
DALI	Dosisanpassung bei Leberinsuffizienz
DANI	Dosisanpassung bei Niereninsuffizienz
DI	Dauerinfusion
DO_2	oxygen delivery (Sauerstoffangebot)
DT	Dauertherapie
ED	Erhaltungsdosis
ERV	exspiratorisches Reservevolumen
F-V-Kurve	Fluss-Volumen-Kurve
FA	Fertigampulle
Fert.Inh.Lsg.	Fertiginhalationslösung

FEV_1	forciertes exspiratorisches Sekundenvolumen
FEVC	forcierte exspiratorische Vitalkapazität
FIO_2	inspiratorische Sauerstoffkonzentration
FIVC	forcierte inspiratorische Vitalkapazität
FRC	funktionelle Residualkapazität
FVC	forcierte Vitalkapazität
GFR	glomeruläre Filtrationsrate
GOLD	Global Initiative for Chronic Obstructive Lung Disease (globale Initiative für COPD)
Gtt.	lat. Guttae, Tropfen
h	Stunden
H_2CO_3	Kohlensäure
H_2O	Wasser
Hb	Hämoglobin
HCO_3^-	Bikarbonat
He	Helium
HF	Herzfrequenz
HWZ	Halbwertszeit
HZV	Herzzeitvolumen
i.m.	intramuskulär
i.v.	intravenös
IC	Inspirationskapazität
ICS	inhalatives Kortikosteroid
IgE	Immunglobulin E

ILE	interstitielle Lungenerkrankung
Ind	Indikation
Inh./inh.	Inhalation/inhalativ
Ink	Inkompatibilität
INR	International Normalized Ratio
intermitt.	intermittierend
interstit.	interstitiell
IPF	idiopathische pulmonale Fibrose
ITGV	intrathorakales Gasvolumen
IVC	inspiratorisch gewonnene Vitalkapazität
J	Jahr(e)
KG	Körpergewicht
KHK	Koronare Herzkrankheit
KI	Kontraindikation
klin.	klinisch
KOF	Körperoberfläche
Komb.	Kombination
kPa	Kilopascal
Kps.	Kapsel
LA	long-acting
LABA	long acting ß-agonist (lang wirksamer ß-Agonist)
Lact	Laktation, Stillzeit
LAMA	long acting muscarinergic antagonist (lang wirksames Anticholinergikum)
Lsg.	Lösung

LTOT	long term oxygen therapy (Langzeitsauerstoff-therapie)
LVR	Lungenvolumen-reduktion
LVRS	chirurgische Lungenvolumen-reduktion
MEF	maximaler exspiratorischer Fluss
Messl.	Messlöffel
mmHg	Millimeter Quecksilbersäule
MMRC	Modified Medical Research Council
MR	Mortalitätsrate
N	normal
N_2	Stickstoff
NIV	non invasive ventilation (nichtinvasive Beatmung)
NM	neuromuskulär
NO	Stickstoffmonoxid
NVL	Nationale Versorgungsleitlinie
NW	Nebenwirkung
O_2	Sauerstoff
OL	Oberlappen
OTC	„over the counter" (apothekenpflichtig)
P	Pressure (Druck)
p.o.	per os

$PaCO_2$	arterieller CO_2-Partialdruck
$PACO_2$	alveolärer CO_2-Partialdruck
PAH	pulmonal-arterielle Hypertonie
PaO_2	arterieller Sauerstoffpartialdruck
PAO_2	alveolärer Sauerstoffpartialdruck
PAP	pulmonary artery pressure (pulmonal-arterieller Druck)
PB	barometric pressure (Barometerdruck)
PCO_2	Kohlenstoffdioxid-partialdruck
PCT	Procalcitonin
PD-4-Inhibitor	Phosphodiesterase-4-Inhibitor
PEEP	positive endexpiratory pressure (positiver endexspiratorischer Druck)
PEF	peak expiratory flow (exspiratorischer Spitzenfluss)
$PETCO_2$	endexspiratorische CO_2-Konzentration
pH	lat. potentia hydrogenii (Wasserstoffionenwert)
PI	Pulverinhalator
PLVR	polymerische Lungen-volumenreduktion

PO_2	partial pressure of oxygen (Sauerstoffpartialdruck)
PT_cCO_2	transkutan gemessenes PCO_2
PV	pulmonal-vaskulär
PvO_2	venöser Sauerstoffpartialdruck
Q0	extrarenale Eliminationsfraktion bei normaler Nierenfunktion
R-L-Shunt	Rechts-Links-Shunt
ret.	retardiert
Rp	Rezept
RR	Blutdruck nach Riva-Rocci
$RR_{systol.}$	systolischer Blutdruck
R_{tot}	Resistance (Gesamtatemwegswiderstand)
RV	Residualvolumen
s.c.	subkutan
SA	short-acting
SABA	short acting ß-agonist (kurz wirksamer ß-Agonist)
SaO_2	arterielle Sauerstoffsättigung
SO_2	Sauerstoffsättigung
sR_{tot}	spezifischer Atemwegswiderstand
SS/SZ	Schwangerschaft/ Stillzeit
STIKO	ständige Impfkomission
Supp.	Suppositorium
SvO_2	venöse Sauerstoffsättigung
symptom.	symptomatisch
syst	systolisch
Tbl.	Tablette
Tbc	Tuberkulose
Th./Ther.	Therapie
TLC	Totale Lungenkapazität
T_LCO	Kohlenmonoxid-Diffusionskapazität
TW	Thoraxwand
UAW/UW	unerwünschte Arzneimittelwirkungen
UGN	untere Grenze des Normalwerbereichs
V	Volumen
V/Q	Ventilation/Perfusion
V_A	alveoläre Ventilation
V_D	Totraumvolumen
V_E	Atemminutenvolumen
V_T	Atemzugvolumen, Tidalvolumen
VC	Vitalkapazität
Wdh.	Wiederholung
WI	Wirkung
WM	Wirkmechanismus
z.T.	zum Teil
ZNS	zentrales Nervensystem

14.2 Gleichungen

Oxygenierung
Alveolärer Sauerstoffpartialdruck
$PAO_2 = (Pb - PH_2O) \times FIO_2 - (PaCO_2 \times 1{,}25)$; normal: 100 mmHg Raumluft und 673 mmHg bei 100% O_2
Alveolär-arterieller Partialdruckgradient (A-a) Gradient oder $P(A - a)O_2 = PAO_2 - PaO_2$
Normal: 5–20 mmHg Raumluft und 25–65 mmHg bei 100% O_2; erhöht: V/Q-Missverhältnis, Rechts-Links-Shunt, Diffusionsstörungen
P/F (Oxygenierungsindex) = PaO_2/FIO_2
Normal: > 200, ohne Berücksichtigung der FIO_2
Arterieller Sauerstoffgehalt (CaO_2)
$CaO_2 = (Hb \times 1{,}34 \times SaO_2) + (PaO_2 \times 0{,}003)$; normal: 18–21 ml/dl
Gemischtvenöser Sauerstoffgehalt (CvO_2)
$CvO_2 = (Hb \times 1{,}34 \times SvO_2) + (PvO_2 \times 0{,}003)$; normal: 12–15 ml/dl
Arteriell-venöse Sauerstoffdifferenz [$C(a\text{-}v)O_2$]
$C(a\text{-}v)O_2 = CaO_2 - CvO_2$; normal: 4–5 ml/dl; O_2-Ausschöpfung im Gewebe
Sauerstoffaufnahme (VO_2)
$VO_2 = CO \times C(a\text{-}v)O_2 \times 10$; normal: ~ 250 ml/min
Respiratorischer Quotient (RQ)
VCO_2/VO_2-Quotient (Zellatmung, interne Respiration); normal: 0,8–0,85; Glukose = 1,0; Protein = 0,8; Fett = 0,7
RER Respiratorischer (Austausch-)Quotient: VCO_2/VO_2-Verhältnis in der Lunge, externe Respiration
Normal: $VCO_2 / VO_2 = 200 / 250 = 0{,}8$; RQ ≈ RER unter Steady-State-Bedingungen
Sauerstoffangebot (DO_2)
$DO_2 = (CO \times CaO_2) \times 10$; normal: 750–1000 ml/min
Sauerstoff-Extraktionsfraktion (O_2ER)
$O_2ER = (CaO_2 - CvO_2) / CaO_2$; normal: 25%

Ventilation
Atemminutenvolumen (V_E)
VE = V_T x AF; normal: 5–8 l/min
Alveoläre Ventilation (V_A)
V_A = VE – V_D (für 1 min); normal: 2/3 von V_E V_A = V_T – V_D (1 Atemzug); normal: 2/3 von V_T
Totraumventilation (V_D)
V_D = $V_D$phys x RR; V_D = V_E – V_A ; normal: 1/3 von V_E; geschätzte $V_D$anat = 2 ml/kg KG
Verhältnis Totraumventilation zu Atemzugvolumen (V_D/V_T)
V_D / V_T = ($PaCO_2$ – $PECO_2$) / $PaCO_2$; normal: 0,25–0,35
Hämodynamik
Herzzeitvolumen, Herzminutenvolumen (CO)
CO = SV x HZV; CO = VO_2 / (CaO_2 – CvO_2) x 10; normal: 4–8 l/min
Herzindex (CI)
CI = CO / BSA; normal: 2,5–4,5 l/min/m^2
Mittlerer arterieller Blutdruck (MABP)
MABP = (2 x diastolischer RR + systolischer RR) / 3; normal: 80–100 mmHg
Schlagvolumen (SV)
SV = CO / HR; normal: 60–120 ml/Herzschlag
Pulmonaler Gefäßwiderstand (PVR)
PVR = 80 x (mittlerer PAP – PAWP) / 3; normal: < 200 Dyn x sec x cm^{-5}
Systemischer Gefäßwiderstand (SVR)
SVR = 80 x (MABP – CVP) / CO, CVP = ZVD, CO = HZV; normal: 900–1600 Dyn x sec x cm^{-5}

Ventilator
Statische Compliance (C_{st})
$C_{st} = V_T / (P_{plat} - PEEP)$; normal: > 60 ml/cm$H_2O$
Dynamische Compliance (C_{dyn})
$C_{dyn} = V_T / (PIP - PEEP)$; normal: 40 ml/cm$H_2O$
Atemwegswiderstand (R_{aw})
$R_{aw} = (PIP - P_{plat})$ / Fluss (in l/sec); normal: 0,5–2,5; intubiert ~ 5–8 cmH_2O/l/sec
Verschiedenes
Idealgewicht (IBW)
M: Körpergröße in cm – 100 x 0,9 F: Körpergröße in cm – 100 x 0,85
Körperoberfläche (KOF)
KOF in m^2 = (Größe in cm x 0,725) x (Gewicht in kg x 0,425) x 0,007145

14.3 Umrechnungen

Drücke	
1 mmHg = 1,36 cmH_2O 1 cmH_2O = 0,735 mmHg	760 mmHg = 1 Atmosphäre
Volumina	
1 Teelöffel = 5 ml	1 Esslöffel = 15 ml

Numerics

6-Minuten-Gehtest,
-Richtwerte 39, 45, 48, 74
-Überblick 38

A

Abdominelle Infektionen 113ff., 120, 122, 123, 124, 126, 127
ABGA, Überblick 43
ACC HEXAL *(Acetylcystein)* 98
Acemuc akut *(Acetylcystein)* 98
Acetylcystein 98
Acetyst *(Acetylcystein)* 98
Aclidinium 102
Aclidinium (Medikamentenüberblick) 49
Actinomyces 110
Actira *(Moxifloxacin)* 124
Acylaminopenicilline 113
Adiclair *(Nystatin)* 130
Adrenalin 102
Adrenogenitales Syndrom 107
AECOPD
-leichtgradig, Antibiotikatherapie 83
-mit Risikofaktoren für P. aeruginosa-Infektion, Antibiotikatherapie 84
-mittelschwer, Antibiotikatherapie 83
-schwer, Antibiotikatherapie 83
Algorithmus zum Management 78
AECOPD, Antibiotikatherapie 83
Aerobec N *(Beclometason)* 105
Aerodur *(Terbutalin)* 101
AIDS 120
Akne vulgaris 119
Aknosan *(Minocyclin)* 119
Algorithmus
-chronischer Husten 25
-zur Rehabilitation 90
Alkalose, metabolisch 44
Alkalose, respiratorisch 44
Alpha1-Antitrypsinmangel 8
-Substitutionstherapie 61
-Screening 44, 45, 48, 74
AmbroHEXAL *(Ambroxol)* 98
Ambroxol 98, 103
Ambroxol ratioph. *(Ambroxol)* 98
Amfebutamon 109
Amikacin 122
Amikacin Fresenius *(Amikacin)* 122
Aminobenzylpenicilline 112
Aminoglykoside 122
Aminophyllin 99
Aminophyllin (Medikamentenüberblick) 50
Aminophyllin 125 *(Aminophyllin)* 99
Amöbiasis 126
Amoclav plus *(Amoxicillin + Clavulansäure)* 114
Amoxicillin 110, 112, 114
Amoxicillin (AECOPD, Antibiotikatherapie) 83
Amoxicillin + Clavulansäure (AECOPD, Antibiotikatherapie) 83
Amoxicillin-ratioph. *(Amoxicillin)* 112
Amoxidura plus *(Amoxicillin + Clavulansäure)* 114
AmoxiHEXAL *(Amoxicillin)* 112
Amoxypen *(Amoxicillin)* 112
Ampho-Moronal *(Amphotericin B)* 130
Amphotericin B 130
Ampicillin 113, 114
Ampicillin + Sulbactam (AECOPD, Antibiotikatherapie) 83
Ampicillin + Sulbactam Actavis *(Ampicillin + Sulbactam)* 114
Ampicillin + Sulbactam ratioph. *(Ampicillin + Sulbactam)* 114
Ampicillin HEXAL comp *(Ampicillin + Sulbactam)* 114
Ampicillin/Sul Kabi *(Ampicillin + Sulbactam)* 114
Ampicillin-ratioph. *(Ampicillin)* 113
Analgesie 105
Analgetika bei COPD (Indikationsüberblick) 62
Anaphylaxie 107
Antibiotika 110
-bei COPD (Indikationsüberblick) 61
-AECOPD 83
-AECOPD mit Risikofaktoren für P. aeruginosa-Infektion 84
-schwere AECOPD 83
-leichtgradige AECOPD 83
-mittelschwere AECOPD 83
Anticholinergika 102
-kurz wirksam (Medikamentenüberblick) 49
-lang wirksam (Medikamentenüberblick) 49
Antidepressiva (Rauchentwöhnung) 53
Antikoagulation, oral 96
Antimykotika, topische 130
Antitussiva 104
-bei COPD (Indikationsüberblick) 61
Apnoe 11
Apsomol N *(Salbutamol)* 101
Arcasin *(Penicillin V)* 111
Arilin *(Metronidazol)* 126
Aspirationspneumonie 106
Asthma bronchiale 15, 99ff
Astonin H *(Fludrocortison)* 107
Atelektase 18
Atelektasenprophylaxe 98
Atemexkursion 18
Atemfrequenz 10

Atemgeräusch 17, 18
Atemhilfsmuskulatur 12
Atemnot 100, 101
Atemnotsyndrom 98
Atemwegsentzündung 99
Atemwegsinfektionen 111ff
Atemwegswiderstand (Resistance) 35
Atmadisc *(Salmeterol + Fluticason)* 104
Atmung
- Biot 11
- Cheyne-Stokes 11
- Kussmaul 11
- Seufzer 11

Atrovent *(Ipratropium)* 102
Atrovent Inhaletten *(Ipratropium)* 102
Atrovent Ls *(Ipratropium)* 102
Augmentan *(Amoxicillin + Clavulansäure)* 114
Auskultation 17
-COPD 26
-Lungenemphysem 26
Avalox *(Moxifloxacin)* 124
Azi Teva *(Azithromycin)* 120
Azidose, metabolisch 44
Azidose, respiratorisch 43
Azithrobeta *(Azithromycin)* 120
Azithromycin 120
Azithromycin (AECOPD, Antibiotikatherapie) 83
Azithromycin HEXAL *(Azithromycin)* 120
Aztreonam 118

B

Bacteroides fragilis 110
Bambec *(Bambuterol)* 101
Bambuterol 101
Bambuterol (Medikamentenüberblick) 49
Barazan *(Norfloxacin)* 123
Basocef *(Cefazolin)* 115
Beatmung,
-invasiv, exazerbierte COPD 86
-nichtinvasiv, Exazerbation 84
-NIV (intermittierende nichtinvasive Beatmung) 66, 74
-NIV bei chron. respir. Insuffizienz 66
-NIV, Indikationen 67, 74
-NIV, Therapiealgorithmus 68
-NIV, Therapieziele 67, 74
Beclohexal *(Beclometason)* 105
Beclometason 105
Beclomethason (Medikamentenüberblick) 50
Benzylpenicillin 111
Benzylpenicillin-Benzathin 111
Benzylpenicilline 111
Berodual Inhaletten *(Ipratropium + Fenoterol)* 102
Berodual Ls *(Ipratropium + Fenoterol)* 102
Berodual N *(Ipratropium + Fenoterol)* 102
Berotec N *(Fenoterol)* 100
Beta2-Sympathomimetika,
-kurz wirksam (Medikamentenüberblick) 48
-lang wirksam (Medikamentenüberblick) 49
Beta-Lactamase-Inhibitoren 113, 114
Beta-Lactamase-resistente Penicilline 112
Betamethason 106
BGA, Überblick 43
Biofanal *(Nystatin)* 130
Biot-Atmung 11
Bisolvon *(Bromhexin)* 99
Blue Bloater 21
Blugasanalyse, Überblick 43
Blutdruck 10
BODE-Index 97
Bodyplethysmographie 27
-Überblick 35, 48, 74
Borg-Dyspnoe-Skala 14
Borrelia 110
Borreliose 116, 117, 119
Bradykardie 10
Bradypnoe 10
Bramitob *(Tobramycin)* 123
Breitbandpenicilline 112ff
Bretaris Genuair *(Aclidinium)* 102
Bricanyl *(Terbutalin)* 101, 102
Bromhexin 99
Bromhexin Berlin Chemie *(Bromhexin)* 99
Bromhexin KM *(Bromhexin)* 99
Bronchialatmen 17
Bronchialkarzinom, Karzinom, Lunge 47
Bronchialtherapeutika, kombinierte 103
Bronchicum Mono Codein *(Codein)* 104
Bronchiektasen 46, 93
Bronchiolitis obliterans 47
Bronchitis 98, 108
Broncho *(Salbutamol)* 100
Bronchocort novo *(Beclometason)* 105
Bronchodilatatoren 60, 99
Bronchodilatator-Reversibilitätstest 27
Bronchokonstriktion 99, 101
Bronchoparat *(Theophyllin)* 99
Bronchopulmonale Erkrankung 98, 99
Bronchoretard *(Theophyllin)* 99
Bronchoskopische Lungenvolumenreduktion (BVRS) 72
Bronchospasmin *(Reproterol)* 101
Bronchospray *(Salbutamol)* 100
Brustschmerz 16
Budecort *(Budesonid)* 106
Budes N*(Budesonid)* 106
Budesonid 103, 106

Budesonid *(Budesonid)* 106
Budesonid (Medikamentenüberblick) 50
Budiair *(Budesonid)* 106
Bullektomie 72
Bupropion 109
Bupropion, Nikotinentwöhnung im Überblick 53
BVRS 72

C

CaO2 (arterieller Sauerstoffgehalt) 41
Capval *(Noscapin)* 105
Carbapeneme 126
CAT (COPD Assessment Test) 58
Cayston *(Aztreonam)* 118
CEC *(Cefaclor)* 117
Cefaclor 117
Cefaclor-ratioph. *(Cefaclor)* 117
Cefadroxil 110, 117
Cefadroxil 1A *(Cefadroxil)* 117
Cefadroxil HEXAL *(Cefadroxil)* 117
Cefalexin 117
Cefazolin 115
Cefazolin HEXAL *(Cefazolin)* 115
Cefazolin Hikma *(Cefazolin)* 115
Cefazolin Saar *(Cefazolin)* 115
Cefepim 116
Cefepim (AECOPD, Antibiotikatherapie) 84
Cefixdura *(Cefixim)* 118
Cefixim 118
Cefixim-ratioph. *(Cefixim)* 118
Cefotaxim 110, 116
Cefotaxim (AECOPD, Antibiotikatherapie) 83
Cefotaxim Fresenius *(Cefotaxim)* 116
Cefotaxim HEXAL *(Cefotaxim)* 116
Cefotaxim-ratioph. *(Cefotaxim)* 116
Cefotrix *(Ceftriaxon)* 116
Cefpo Basics *(Cefpodoxim-Proxetil)* 118
Cefpodoxim-Proxetil 118
Cefpodoxim-ratioph. *(Cefpodoxim-Proxetil)* 118
Ceftazidim 116
Ceftazidim (AECOPD, Antibiotikatherapie) 84
Ceftazidim HEXAL *(Ceftazidim)* 116
Ceftazidim Pharmore *(Ceftazidim)* 116
Ceftazidim Sandoz *(Ceftazidim)* 116
Ceftazidim-ratioph. *(Ceftazidim)* 116
Ceftibuten 118
Ceftriaxon 116
Ceftriaxon (AECOPD, Antibiotikatherapie) 83
Ceftriaxon HEXAL *(Ceftriaxon)* 116
Ceftriaxon Kabi *(Ceftriaxon)* 116
Ceftriaxon-ratioph. *(Ceftriaxon)* 116
Cefudura *(Cefuroxim-Axetil)* 117
CefuHEXAL *(Cefuroxim-Axetil)* 117
Cefuroxim 115
Cefuroxim Actavis *(Cefuroxim)* 115
Cefuroxim Fresenius *(Cefuroxim)* 115
Cefuroxim-Axetil 110, 117
Cefuroxim-ratioph. *(Cefuroxim)* 115
Cefuroxim-ratioph. *(Cefuroxim-Axetil)* 117
Celestamine N *(Betamethason)* 106
Celestan Depot *(Betamethason)* 106
Celestan solubile *(Betamethason)* 106
Celestone *(Betamethason)* 106
Cephalex ct *(Cefalexin)* 117
Cephalexin-ratioph. *(Cefalexin)* 117
Cephalosporine 115ff
Cephazolin Fresenius *(Cefazolin)* 115
Cephoral *(Cefixim)* 118
Champix *(Vareniclin)* 109
Chemikalien (als Ursache für COPD) 8
Cheyne-Stokes-Atmung 11
Chinolone 123
Chirurgische Lungenvolumenreduktion (LVRS) 72
Chirurgische Vorgehensweise, Algorithmus, COPD 71
Chlamydia trachomatis 120
Chlamydien 110
Chron. respir. Insuffizienz, NIV 66
Chronisch obstruktive Bronchitis
-Befundüberblick 21
-Definition 7
Chronisch respiratorische Insuffizienz, Symptomatik 66
Chronischer Husten, Algorithmus 25
Cilastatin 127
Cipro HEXAL *(Ciprofloxacin)* 123
Ciprobay *(Ciprofloxacin)* 123
Ciprobeta *(Ciprofloxacin)* 123
Ciprofloxacin 110, 123
Ciprofloxacin (AECOPD, Antibiotikatherapie) 84
Ciprofloxacin-ratioph. *(Ciprofloxacin)* 124
Claforan *(Cefotaxim)* 116
Clarilind *(Clarithromycin)* 121
Clarithromycin 110, 121

Clarithromycin (AECOPD, Antibiotikatherapie) 83
Clarithromycin 1A *(Clarithromycin)* 121
Clarithromycin-ratioph. *(Clarithromycin)* 121
Clavulansäure 110, 113, 114
Clenbuterol 103
Clin Sanorania *(Clindamycin)* 122
Clinda HEXAL *(Clindamycin)* 122
Clindabeta *(Clindamycin)* 122
Clindamycin 122
Clindamycin-ratioph. *(Clindamycin)* 122
Clindasol *(Clindamycin)* 122
Clonidin, Nikotinentwöhnung im Überblick 53
Clont *(Metronidazol)* 126
Clostridien 110
Codein 104
Codicaps *(Codein)* 104
Codicompren *(Codein)* 104
Colitis
- pseudomembranöse 128
COPD 99ff
-Algorithmus zur chirurgischen Vorgehensweise 71
-Assessment Test (CAT) 58
-Befundüberblick 21
-Diagnostikalgorithmus 24
-Ernährung 70
-Exazerbation 74
-Leitsymptome 21
-nichtmedikamentöse Behandlung 69, 74
-Schulungsprogramme für Patienten 69
-Schweregrade nach GOLD 55, 74
Cor pulmonale 22
Cortisol 107
Corynebacterium diphtheriae 110
Cotrimhexal *(Trimethoprim + Sulfamethoxazol)* 125
Cotrimoxazol 110, 125
Cotrim-ratioph. *(Trimethoprim + Sulfamethoxazol)* 125
CT-Thorax 44
Cubicin *(Daptomycin)* 129
Cutason *(Prednison)* 108
Cycline 119
Cyclocaps Budesonid *(Budesonid)* 106

D

Dämpfung 16
Daptomycin 129
Daxas *(Roflumilast)* 103
Decortin *(Prednison)* 108
Decortin H *(Prednisolon)* 108
Delphicort *(Triamcinolon)* 108
Dentomycin *(Clindamycin)* 122
Dexa-Allvoran *(Dexamethason)* 107
Dexaflam Inject *(Dexamethason)* 107
DexaHEXAL *(Dexamethason)* 107
Dexamethason 107
Dexamethason-ratioph. *(Dexamethason)* 107
Dextro Bolder *(Dextromethorphan)* 104
Dextromethorphan 104
DHC *(Dihydrocodein)* 105
Diagnostikalhorithmus COPD 24
Differentialdiagnose, COPD vs. Asthma 45
Dihydrocodein 105
DO2 (Sauerstoffangebot) 42
Doribax *(Doripenem)* 127
Doripenem 127
Doxycyclin 110, 119
Doxycyclin (AECOPD, Antibiotikatherapie) 83
Doxycyclin-ratioph. *(Doxycyclin)* 119
DoxyHEXAL *(Doxycyclin)* 119
Dropropizin 105
Dyspnoe 14, 15
Dyspnoe, paroxysmale nächtliche 15

E

Echokardiographie 44
Eklira Genuair *(Aclidinium)* 102
Elobact *(Cefuroxim-Axetil)* 117
Emphysem Befundüberblick 21
Emphysem, Definition 7
Emphysem, Fluss-Volumen-Kurve 33
Endokarditis 111ff, 122, 123, 126, 128, 129
Endokarditisprophylaxe 111ff
Enoxacin 124
Enoxor *(Enoxacin)* 124
Enteritis 123, 124, 125
Enterobacter 110
Enterocolitis, pseudomembranöse 128
Enterokokken 110
Enterokokken, vancomycinresistent 110, 120
Entlassungskriterien nach Exazerbation 87
Entzug 109
Epaq *(Salbutamol)* 100
Epinephrin 102
Eradikation, Helicobacter pylori 112, 121
Ernährung COPD 70
Ertapenem 127
EryHEXAL *(Erythromycin)* 121
Erysipel 111
Erythema migrans 117
Erythrocin *(Erythromycin)* 121
Erythromycin 121
Erythromycin-ratioph. *(Erythromycin)* 121
ESBL 120

Escherichia coli 110
Euphylong *(Theophyllin)* 99
Eusaprim *(Trimethoprim + Sulfamethoxazol)* 125
Exazerbation COPD 74
-Algorithmus zum Management 77
-ambulante Behandlung 79
-Antibiotikatherapie 83
-Entlassungskriterien 87
-Hauptursachen 74
-Indikationen intensivmedizinische Maßnahmen 80
-Indikationen stationäre Behandlung 79
-infektexazerbiert, Algorithmus zum Management 78
-invasive Beatmung 86
-nichtinvasive Beatmung 84
-Schweregrad 74
-stationäre Behandlung 79
-Therapiealgorithmus 80
Expit *(Ambroxol)* 98
Extended Spectrum-Beta-Lactamase 120

F

Fassthorax 11
Fenoterol 100, 102
Fenoterol (Medikamentenüberblick) 48
FEV1 (forciertes exspiratorisches Sekundenvolumen) 28
Fieber, rheumatisches 111
Flagyl *(Metronidazol)* 126
Fluclox *(Flucloxacillin)* 112
Flucloxacillin 110, 112
Fludrocortison 107
Fluimucil *(Acetylcystein)* 98
Fluss-Volumen-Kurve,
-Lungenemphysem 33
-normal 31, 48, 74
-Obstruktion 48, 74
-Restriktion 48, 74
-Überblick 31, 48, 74
Fluticason 104, 106
Fluticason (Medikamentenüberblick) 50
Flutide *(Fluticason)* 106
Folsäureantagonisten 125
Foradil P *(Formoterol)* 100
Forair *(Formoterol)* 100
Forcierte Vitalkapazität (FVC) 29
Forciertes exspiratorisches Sekundenvolumen (FEV1) 28
Formatris *(Formoterol)* 100
Formoterol 100, 103
Formoterol (Medikamentenüberblick) 49
Formoterol/Budesonid (Medikamentenüberblick) 50
Formoterol-ratioph. *(Formoterol)* 100
Formotop *(Formoterol)* 100
Fortecortin *(Dexamethason)* 107
Fortum *(Ceftazidim)* 116
Frühgeburt 106
Furadantin *(Nitrofurantoin)* 126
FVC (forcierte Vitalkapazität) 29

G

Gallenweginfektionen 115ff
Gastrointestinale Infektionen 112, 113, 119, 128
Genitalinfektionen 120, 125ff
Genta ct *(Gentamicin)* 122
Gentamicin 110, 122
Gentamicin HEXAL *(Gentamicin)* 122
Gentamicin-ratioph. *(Gentamicin)* 122
Gernebcin *(Tobramycin)* 123
Giemen 17, 94
Glukokortikoide 105, 106
-inhalative 105
-inhalative (Medikamentenüberblick) 50
-Potenz 106
-systemisch (Medikamentenüberblick) 51
Glukokortikosteroid-Reversibilitätstest 27
Glycopyrronium 102
Glycopyrronium (Medikamentenüberblick) 49
Glycylcycline 120
Glykopeptide 128
GOLD-Schweregrade COPD 55, 60, 74
Gonorrhoe 115ff
Grüncef *(Cefadroxil)* 117
Gynäkologische Infektionen 113, 117, 118, 127
Gyracip N *(Ciprofloxacin)* 124
Gyrasehemmer 123

H

Haemophilus influenzae 110
Hämatemesis 17
Hämoptoe 17
Hämoptysen 17, 47
Harnwegsinfektionen 112ff
Hautinfektion 111ff
Helicobacter-pylori-Eradikation 112, 121
Hepatomegalie 95
Hereditärer alpha1-Antitrypsinmangel 8
Herzfrequenz 10
Herzinsuffizienz, dekompensiert 46
Hirnabszess 126
Hirobriz *(Indacaterol)* 100
HIV 120
HNO-Infektionen 111ff
Hühnerbrust 12
Husten 19
-akut 19
-chronisch 20
-chronisch, Algorithmus 25

Hustenstiller-ratioph. Dext *(Dextromethorphan)* 104
Hydrocortison 107
Hydrocortison *(Hydrocortison)* 107
Hydrocortison Acis *(Hydrocortison)* 107
Hydrocortison Hoechst *(Hydrocortison)* 107
Hyperkapnie 15, 66
Hyperpnoe 11
Hyperthermie 10
Hypertonie 10
Hypertonie, pulmonal 95, 96
Hyperventilation 11
Hypopnoe 11
Hypotension 10
Hypothermie 10
Hypotonie 107
Hypoventilation 11
Hypoventilation, sauerstoffbedingt 66
Hypoxämie 15
Hypoxie (Ursachen, Arten) 42, 45, 48, 74

I

Imipenem 110, 127
Imipenem (AECOPD, Antibiotikatherapie) 84
Imipenem/Cilastatin Hexal *(Imipenem + Cilastatin)* 127
Impfungen 61
Indacaterol 100
Indacaterol (Medikamentenüberblick) 49
Infectocef *(Cefaclor)* 117
Infectocillin *(Penicillin V)* 111
Infectocillin Parent *(Penicillin G)* 111
Infectocortikrupp *(Prednisolon)* 108
InfectoKrupp Inhal *(Epinephrin)* 102
Infectomox *(Amoxicillin)* 112
Infectomycin *(Erythromycin)* 121
Infectoopticef *(Cefixim)* 118
InfectoStaph *(Oxacillin)* 112
Infectotrimet *(Trimethoprim)* 125
Infektexazerbierte Exazerbation, Algorithmus zum Management 78
Infektionen 107
Influenza-Impfung 61
Inhalative Alpha- und Beta-Sympathomimetika 102
Inhalative Beta-2-Sympathomimetika 100
Intermittierende nichtinvasive Beatmung (NIV) 66, 68, 74
Intoxikation, Paracetamol 98
Intrathorakales Gasvolumen (IT-GV) 36, 48, 74
Invanz *(Ertapenem)* 127
Invasive Beatmung, exazerbierte COPD 86
Iprabronch *(Ipratropium)* 102
Ipratropium 102
Ipratropiumbromid (Medikamentenüberblick) 49
Ipratropiumbromid + Fenoterol (Medikamentenüberblick) 49
Isocillin *(Penicillin V)* 111
Isoxazolylpenicilline 112
Ispenoral *(Penicillin V)* 111
ITGV (intrathorakales Gasvolumen) 36, 48, 74

J

Jugularvenenstauung 13
Junik *(Beclometason)* 105
Jutamox *(Amoxicillin)* 112

K

Kapillärer Rückfluss 14
Kartagener-Syndrom 93
Kavernen 47
Keciflox *(Ciprofloxacin)* 124
Keimax *(Ceftibuten)* 118
Keimempfindlichkeit 110
Kepinol *(Trimethoprim + Sulfamethoxazol)* 125
Ketek *(Telithromycin)* 121
Ketolide 120
Kieferinfektionen 111, 122, 126
Klacid *(Clarithromycin)* 121
Klebsiella 110
Klismacort *(Prednisolon)* 108
Klopfschall
- Dämpfung 16
- hypersonor 15
- sonor 15
- tympanitisch 16

Knistern 17
Knocheninfektionen 113ff
Kohlendioxidpartialdruck (PaCO2) 41
Kombinationspräparate (Medikamentenüberblick) 49
Kortikoide 106
-inhalativ (Medikamentenüberblick) 50
-systemisch (Medikamentenüberblick) 51
Krupp 108
Kussmaul Atmung 11
Kyphose 12
Kyphoskoliose 12

L

Lambliasis 126
Langzeit-Sauerstofftherapie 96
Langzeitsauerstofftherapie (LTOT),
-Algorithmus bei Belastung 65, 74
-Algorithmus in Ruhe 64, 74
-Definition 62

-Indikation 62
-Verlaufskontrollen 65
- Ziele 63
Larylin Hustenstiller *(Dropropizin)* 105
Laryngotracheitis 102
Legionella 110
Leichtgradige AECOPD, Antibiotikatherapie 83
Leitsymptome COPD 21
Levoflox ct *(Levofloxacin)* 124
Levofloxacin 110, 124
Levofloxacin (AECOPD, Antibiotikatherapie) 84
Levofloxacin Actavis *(Levofloxacin)* 124
Levofloxacin Hexal *(Levofloxacin)* 124
Lincosamide 121
Lindoxyl K *(Ambroxol)* 98
Linezolid 110, 129
Lipopeptide 129
Lipotalon *(Dexamethason)* 107
Listeriose 112, 113
LTOT (Langzeitsauerstofftherapie), Algorithmus bei Belastung 64ff
Lues 111, 119, 121
Luftverschmutzung (als Ursache für COPD) 8
Lungenemphysem, Definition 7
Lungenkarzinom 47
Lungenreife, Induktion 106
Lungentransplantation 73, 74
Lungenvolumenreduktion,
-bronchoskopisch 72
-chirurgisch 72
-polymerisch 73
-thermisch 73
LVRS, chirurgisch 72
Lymphadenitis 111

M

M PredniHEXAL *(Methylprednisolon)* 107
Magen-Darm-Infektionen 112ff
Makrolide 120
Maximaler expiratorischer Atemfluss (MEF) 30
Maxipime *(Cefepim)* 116
Medikamente COPD, Überblick 48, 52, 74
Medikamentöse Therapie nach GOLD-Schweregraden 61, 74
MEF (maximaler expiratorischer Atemfluss) 30
Megacillin oral *(Penicillin V)* 111
Meningitis 111ff.
Meningokokken 110
Meronem *(Meropenem)* 127
Meropenem 127
Meropenem (AECOPD, Antibiotikatherapie) 84
Meropenem Hexal *(Meropenem)* 127
Meropenem Kabi *(Meropenem)* 127
Methicillin 112
Methicillinresistenter Staph.aureus 110, 112, 115, 120, 126, 128
Methicillinsensitiver Staph.aureus 110, 112
Methylprednisolon 107
Methylprednisolon (Medikamentenüberblick) 51
Methylprednisolon Acis *(Methylprednisolon)* 107
Methylxanthine 99
-Medikamentenüberblick 50
Metronidazol 110, 126
Metronidazol Fresenius *(Metronidazol)* 126
Metronidazol Rotexmedica *(Metronidazol)* 126
Metronidazol-ratioph. *(Metronidazol)* 126
Metypred *(Methylprednisolon)* 107
Mezlocillin 113
Mezlocillin Carino *(Mezlocillin)* 113
Miflonide *(Budesonid)* 106
Minakne *(Minocyclin)* 119
Mineralokortikoide Potenz 106
Minoclir *(Minocyclin)* 119
Minocyclin 119
Minocyclin-ratioph. *(Minocyclin)* 119
Mittelschwere AECOPD, Antibiotikatherapie 83
MMRC 58
Monobactame 118
Morbus Addison 107
Moronal *(Nystatin)* 130
Moxifloxacin 110, 124
Moxifloxacin (AECOPD, Antibiotikatherapie) 84
MRSA 110, 112, 115, 120, 126, 128
MSSA 110, 112
Mucosolvan *(Ambroxol)* 98
Mucospas *(Ambroxol + Clenbuterol)* 103
Mukolytika 98
-bei COPD (Indikationsüberblick) 61
Mukoviszidose 98, 118, 123
Mundinfektionen 111, 126
Mundsoor 130
Mycobacterium avium intracellulare 120
Mykoplasmen 110
Mykose, Candidose 130
Mykundex *(Nystatin)* 130
Myxofat *(Acetylcystein)* 98

N

NAC-ratioph. *(Acetylcystein)* 98
Natamycin 130
Nebennierenrindeninsuffizienz 107
Neisseria meningitidis 110
NeoTussan *(Dextromethorphan)* 104
Neutropenie 123, 124, 127
Nichtinvasive Beatmung mit Masken, exazerbierte COPD 84
Nifurantin *(Nitrofurantoin)* 126
Nifuretten *(Nitrofurantoin)* 126
Nikotinagonisten 53
Nikotinentwöhnung 52, 60
_programme 53
Nikotinersatztherapie 53
Nitrofurane 126
Nitrofurantoin 126
Nitrofurantoin retard-ratioph. *(Nitrofurantoin)* 126
Nitroimidazole 126
NIV (intermittierende nichtinvasive Beatmung) 66, 74
-bei chron. respir. Insuff. 66
-Indikationen 67, 74
-Therapiealgorithmus 68
-Therapieziele 67, 74
Nocardiose 125
Norflohexal *(Norfloxacin)* 123
Norflosal *(Norfloxacin)* 123
Norfloxacin 123
Norfloxacin-ratioph. *(Norfloxacin)* 123
Norfluxx *(Norfloxacin)* 123
Noscapin 105
Novopulmon *(Budesonid)* 106
Nystatin 130
Nystatin Stada *(Nystatin)* 130

O

Obstruktion, Fluss-Volumen-Kurve 48, 74
Ödeme 13, 95, 96
OfloHexal *(Ofloxacin)* 124
Oflox ct *(Ofloxacin)* 124
Ofloxacin 124
Ofloxacin-ratioph. *(Ofloxacin)* 124
Onbrez *(Indacaterol)* 100
Optipect Kodein *(Codein)* 104
Oralpenicilline 111
Orelox *(Cefpodoxim-Proxetil)* 118
Orthopnoe 15
Osteomyelitis 113
Osteoporosebehandlung bei COPD 62
Oxacillin 112
Oxazolidinone 129
Oxis *(Formoterol)* 100

P

PaCO2 (Kohlendioxidpartialdruck) 41
Paediathrocin *(Erythromycin)* 121
Panarteriitis nodosa 106
Panoral *(Cefaclor)* 117
PaO2 (arterieller Sauerstoffpartialdruck) 39
Paracetamolintoxikation 98
Paracodin *(Dihydrocodein)* 105
Peak expiratory flow (PEF) 30
Pectus carinatum 12
Pectus excavatum 11
PEF (Peak expiratory flow) 30
Pendysin *(Benzylpenicillin-Benzathin)* 111
PenHEXAL *(Penicillin V)* 111
Penicillin G 110, 111
Penicillin V 110, 111
Penicillin V-ratioph. *(Penicillin V)* 111
Penicilline 111
Pentoxyverin 105
Peritonitis 113
Perkussion 15, 18
Phenoxymethylpenicillin 111
Phenoxypenicilline 111
Phosphodiesterase-4-Inhibitor 103
-Medikamentenüberblick 51
Pi (Null-Null) Genotyp 44
Pimafucin *(Natamycin)* 130
Pink Puffer 21
Piperacillin 110, 113, 114
Piperacillin Eberth *(Piperacillin)* 113
Piperacillin Fresenius *(Piperacillin)* 113
Piperacillin HEXAL *(Piperacillin)* 113
Piperacillin Hikma *(Piperacillin)* 113
Piperacillin/Tazobactam (AECOPD, Antibiotikatherapie) 84
Piperacillin/Tazobactam Kabi *(Piperacillin + Tazobactam)* 114
Piperacillin-ratioph. *(Piperacillin)* 113
PiZZ Genotyp 44
Platypnoe 15
Pleuraerguss 18
Pleurales Reiben 18
Pleuraschmerzen 16
Pneumocystis-jirovecii-Pneumonie 125
Pneumokokken 110
Pneumokokken-Impfung 61
Pneumonie 18, 47, 106, 113, 116, 120ff, 124, 127ff
Pneumothorax 18
Podomexef *(Cefpodoxim-Proxetil)* 118

Polyglobulie 95
Polymerische Lungenvolumenreduktion (PLVR) 73
PredniHEXAL *(Prednisolon)* 108
Prednisolon 108
Prednisolon (Medikamentenüberblick) 51
Prednisolon Jenapharm *(Prednisolon)* 108
Prednisolon-ratioph. *(Prednisolon)* 108
Prednisolut *(Prednisolon)* 108
Prednison 108
Prednison HEXAL *(Prednison)* 108
Prostatitis 123, 124
Proteus mirabilis 110
Proteus vulgaris 110
Pseudokrupp 15, 108
Pseudomembranöse Enterocolitis 128
Pseudomonas aeruginosa 110, 123
Pseudomonas-aeruginosa-Pneumonie, chronische 118
Pseudomonaspenicilline 113
Pulmicort *(Budesonid)* 106

R

Rasselgeräusche 17
Rauchen (als COPD-Ursache) 8
Rauchen,
-Entwöhnung 52
-Entwöhnungsprogramme 53
-Rauchentwöhnungsmittel 109
-Raucherentwöhnung 60, 109
Rauchgasinhalation 105
Rechtsherzinsuffizienz 95
Rectodelt *(Prednison)* 108
Refobacin *(Gentamicin)* 122
Rehabilitation 89
-Algorithmus 90
-Effektivität 89
-Therapieziele 91
Reiben, pleurales 18
Reizhusten 104, 105
Rekapillarisierung 14
Reproterol 101
Reproterol (Medikamentenüberblick) 48
Resistance (Atemwegswiderstand) 35
Respir. Insuffizienz, chronisch,
-NIV 66
-Symptomatik 66
Restriktion, Fluss-Volumen-Kurve 48, 74
Reversibilitätstest
-Bronchodilatator 27
-Glukokortikoide 27
Rheumatisches Fieber 111
Rickettsien 110
Rocephin *(Ceftriaxon)* 116
Roflumilast 103
Roflumilast (Medikamentenüberblick) 51
Rolenium *(Salmeterol + Fluticason)* 104
Romyk *(Roxithromycin)* 121
Röntgen-Thorax 44
Rosacea 119
Roxi HEXAL *(Roxithromycin)* 121
Roxibeta *(Roxithromycin)* 121
Roxithromycin 121
Roxithromycin (AECOPD, Antibiotikatherapie) 83
Ruheatmung 11
Rulid *(Roxithromycin)* 121

S

SalbuHEXAL *(Salbutamol)* 100
Salbulair *(Salbutamol)* 100
Salbutamol 100
Salbutamol (Medikamentenüberblick) 48
Salbutamol-ratioph. *(Salbutamol)* 101
Salmeterol 101, 104
Salmeterol (Medikamentenüberblick) 49
Salmeterol/Fluticason (Medikamentenüberblick) 50
Salmonella 110
Salmonellose 125
Salzverlustsyndrom 107
Sanasthmax *(Beclometason)* 105
SaO2 (arterielle Sauerstoffsättigung) 40
Sauerstoff
- Therapie, Langzeit 96
Sauerstoffangebot (DO2) 42
Sauerstoffbedingte Hypoventilation 66
Sauerstoffbindungskurve 40, 45, 48, 74
Sauerstoffgehalt, arteriell (CaO2) 41
Sauerstoffpartialdruck, arteriell (PaO2) 39
Sauerstoffsättigung, arteriell (SaO2) 40
Sauerstofftherapie, Langzeit (LTOT), 63, 65, 74
Säuren-Basen-Status, Überblick 43
Schadstoffe (als Ursache für COPD) 8
Scharlach 111
Schmerz 105
Schock, anaphylaktischer 107
Schwere AECOPD, Antibiotikatherapie 83
Schweregrad Exazerbation 74
Schweregrade COPD nach GOLD 55, 74
Schwitzen 14
Sedotussin *(Pentoxyverin)* 105
Seebri *(Glycopyrronium)* 102
Sekretolyse 98

Sekretolytika 98
Sepsis 113ff
Seretide *(Salmeterol + Fluticason)* 104
Serevent *(Salmeterol)* 101
Serratia 110
Seufzer-Atmung 11
Shigellose 125
Sigaprim *(Trimethoprim + Sulfamethoxazol)* 125
Silomat *(Pentoxyverin)* 105
Sinusitis 124
Skid *(Minocyclin)* 119
Sklerosiphonie 17
Skoliose 12
Sobelin *(Clindamycin)* 122
Solosin *(Theophyllin)* 99
Solu-Decortin H *(Prednisolon)* 108
Spasmo-Mucosolvan *(Ambroxol + Clenbuterol)* 103
Spiriva *(Tiotropium)* 103
Spiriva Respimat *(Tiotropium)* 103
Spirometrie 26
 -Interpretation 34, 48, 74
Sputum
 - bräunlich 16
 - dreischichtig 94
 - eitrig 16
 - mukös 16
 - rosafarben, schaumig 17
 - rötlich 17
 - schleimig-eitrig 16
Stadieneinteilung COPD nach GOLD 55, 74
Stadieneinteilung nach Dt. Atemwegsliga 57
Staphylex *(Flucloxacillin)* 112
Staphylococcus aureus, methicillinresistent 110, 112, 115, 120, 126, 128
Staphylococcus aureus, methicillinsensitiv 110, 112
Staphylokokkeninfektionen 112, 129
Status asthmaticus 101
Stenotrophomonas 110
Steroide, inhalativ (Medikamentenüberblick) 50
Steroide, systemisch (Medikamentenüberblick) 51
Stimmfremitus 18
Streptococcus viridans 110
Streptokokken 110
Stridor 18
Sulbactam 114
Sulbactam Actavis *(Sulbactam)* 114
Sulbactam Eberth *(Sulbactam)* 114
Sulbactam HEXAL *(Sulbactam)* 114
Sulfadiazin 125
Sulfadiazin-Heyl *(Sulfadiazin)* 125
Sulfamethoxazol 125
Sulfonamide 125
Sultamicillin 114
Sultamicillin (AECOPD, Antibiotikatherapie) 83
Sultamicillin ratioph. *(Sultamicillin)* 114
Sultanol *(Salbutamol)* 101
Suprax *(Cefixim)* 118
Symbicort *(Formoterol + Budesonid)* 103
Sympathomimetika 100, 101, 102
Systemische Beta-2-Sympathomimetika 101

T

Tabakentwöhnung 52, 60
 -programme 53
Tacholiquin *(Tyloxapol)* 99
Tachykardie 10
Tachypnoe 10
Tardocillin *(Benzylpenicillin-Benzathin)* 111
Targocid *(Teicoplanin)* 128
Tarivid *(Ofloxacin)* 124
Tavanic *(Levofloxacin)* 124
Tazobac *(Piperacillin + Tazobactam)* 114
Tazobactam 110, 114
Tazocin *(Piperacillin + Tazobactam)* 114
Tefilin *(Tetracyclin)* 119
Teicoplanin 128
Telithromycin 121
Temperatur 10
Terbutalin 101, 102
Terbutalin (Medikamentenüberblick) 48
Terbutalin-ratioph. *(Terbutalin)* 102
Tetracyclin 119
Tetracyclin Wolff *(Tetracyclin)* 119
Tetracycline 119
Theophyllin 99
Theophyllin (Medikamentenüberblick) 50
Theophyllin-ratioph. *(Theophyllin)* 99
Therapieziele COPD 48, 52
Therapieziele Rehabilitation 91
Thermische Lungenvolumenreduktion 73
Tiamon *(Dihydrocodein)* 105
Tigecyclin 110, 120
Tiotropium 103
Tiotropium (Medikamentenüberblick) 49
Tobi *(Tobramycin)* 123
Tobi Podhaler *(Tobramycin)* 123
Tobra-cell *(Tobramycin)* 123
Tobramycin 123
Toxoplasmose 125
Trachealatmen 17
Treponema 110
Triamcinolon 108

TriamHEXAL *(Triamcinolon)* 108
Trichomoniasis 126
Trichterbrust 11
Trikuspidalinsuffizienz 95
Trimethoprim 125
Trimethoprim 125
Trommelschlegelfinger 13
Tryasol *(Codein)* 104
Tuberkulose 47
Turimycin *(Clindamycin)* 122
Tygacil *(Tigecyclin)* 120
Tyloxapol 99
Typhus 113

U

Udima *(Minocyclin)* 119
Uhrglasnägel 13
Ultreon *(Azithromycin)* 120
Unacid 114
Unacid *(Ampicillin + Sulbactam)* 114
Unacid PD *(Sultamicillin)* 114
Unasyn PD oral *(Sultamicillin)* 114
Uniphyllin *(Theophyllin)* 99
Urbason *(Methylprednisolon)* 107
Urethritis 121
Urogenitalinfektionen 119, 120, 121, 122, 123, 124
Uro-Tablinen *(Nitrofurantoin)* 126
Uro-Tarivid *(Ofloxacin)* 124

V

Vagimid *(Metronidazol)* 126
Vanco Cell *(Vancomycin)* 128
Vancomycin 110, 128
Vancomycin Enterocaps *(Vancomycin)* 128
Vancomycin Hikma *(Vancomycin)* 128
Vancomycin-ratioph. *(Vancomycin)* 128
Vancomycinresistente Enterokokken 110, 120
Vareniclin 109
Vareniclin, Nikotinentwöhnung im Überblick 53
Ventilastin *(Salbutamol)* 101
Ventolair *(Beclometason)* 105
Verbrennungen 122
Vesikuläratmen 17
Viani *(Salmeterol + Fluticason)* 104
Volon *(Triamcinolon)* 108
Volon A *(Triamcinolon)* 108
Volumen-Zeit-Kurven 34, 48, 74
VRE 110, 120

W

Weichteilinfektionen 112ff
Wick Husten *(Dextromethorphan)* 104

Z

Zahninfektionen 111, 122, 126
Zienam *(Imipenem + Cilastatin)* 127
Zinacef *(Cefuroxim)* 115
Zinnat *(Cefuroxim-Axetil)* 117
Zithromax *(Azithromycin)* 120
Zyanose, peripher 12, 95
Zyanose, zentral 12, 95
Zyban *(Bupropion)* 109
Zyban, Nikotinentwöhnung im Überblick 53
Zyvoxid *(Linezolid)* 129

Aux Editions Alain Bargain :

Dans la collection
ENQUÊTES ET SUSPENSE :

- La Java des voyous - Les castrats de Bombay - Requiem sur le campus - Le bouillon de minuit	*Michel Renouard*
- Le fils du Tigre	*Luc Calvez*
- Stress - Le faiseur d'anges	*André Grall*
- Secret mortel	*Philippe Randa*
- Le Kabyle de l'Ouest - Les forces du Mal	*Bernard Gouritin*
- Le Crabe - Mortel hiver sur le Trieux	*Michèle Corfdir*
- Colin-maillard à Ouessant - La lame du tarot - Le faucheur du Menez-Hom	*Françoise Le Mer*
- Qui voit Groix voit sa croix - Qui voit Sein voit sa fin - Qui voit Ouessant voit son sang - Qui voit Belle-Ile voit son île - Qui voit Molène voit sa peine - Toulouse au bout du siècle	*Jean-Christophe Pinpin*
- Une retraite pas très spirituelle	*Yves Horeau*
- Banc public - Merlin l'exécuteur	*Bernard Fischbach*
- Filouteries en Côtes-d'Armor - La Phalange de l'Argoat	*Bruno Ségalotti*
- La filière d'Arradon	*Chaix d'Est-Ange*
- Bréhat-culpa	*Jean-Luc Le Pache*
- Frissons en Morbihan	*Marie-Françoise Marchal*
- L'occise des Landes	*Jacques Caouder*
- Anévrisme	*Jérôme Lucereau*
- Baston chez les voileux	*René Le Clech*
- La neige venait de l'Ouest	*Firmin Le Bourhis*

Dans la collection ***POL'Art :***

- Nature morte à Giverny	*Renée Bonneau*
- Le Râle du Basson	*Loïc Gourvennec*